お医者さんと野菜屋さんが
推奨したい

一生健康サラダ

医学博士・循環器専門医
大塚亮 著

高上青果代表
高上実 著

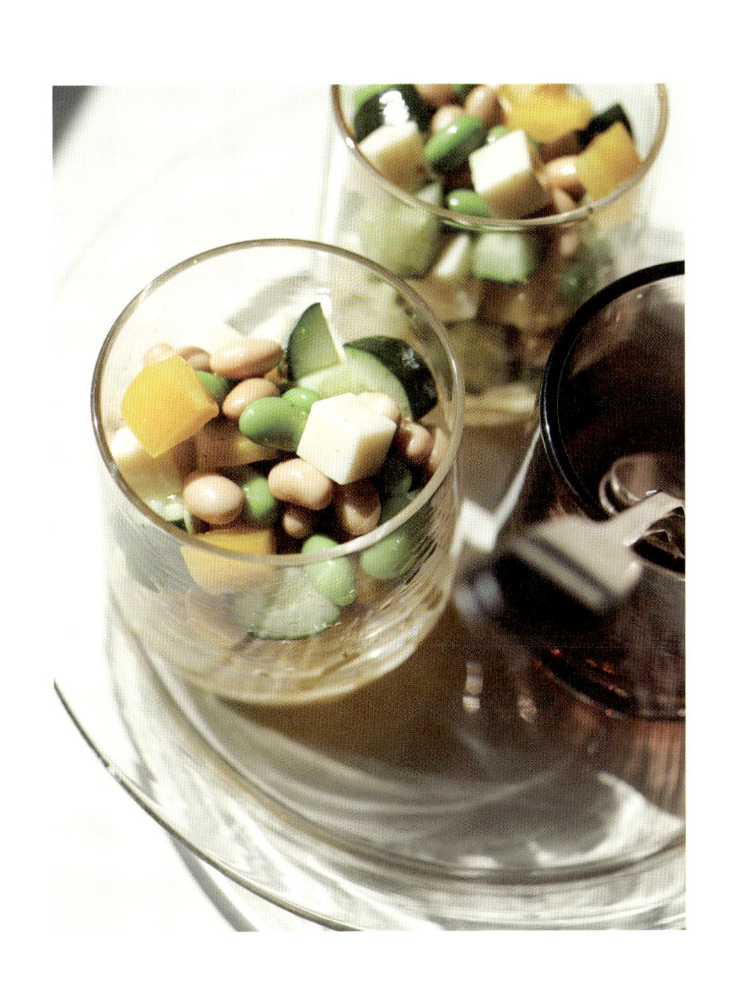

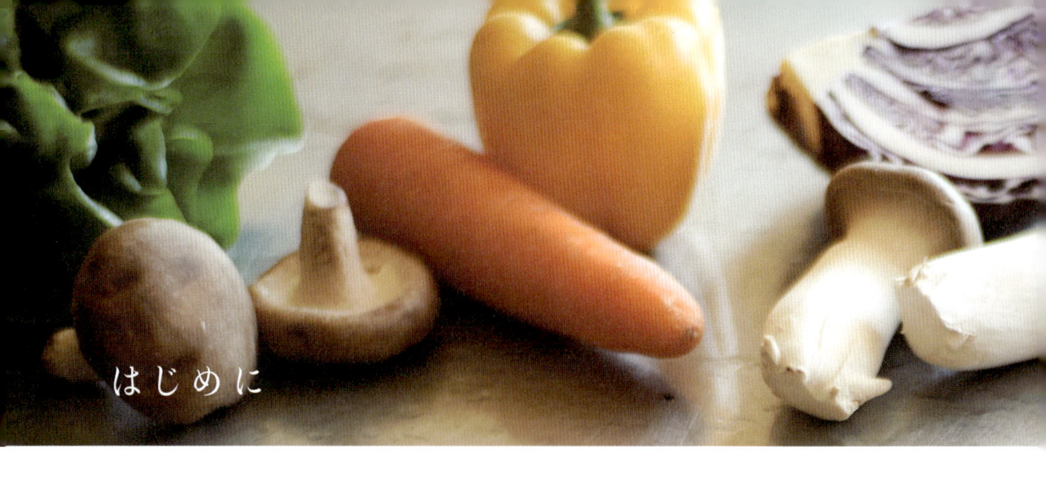

はじめに

野菜の栄養素を効果的にとることで健康寿命を延ばすことが期待できます

日本人は、男女ともに平均寿命が80歳を超える世界トップクラスの長寿国です。しかし、健康で自立した生活を送れる期間を表わす健康寿命は、平均寿命より男性で約9年、女性で約12年短くなっています。それゆえ、健康寿命を延ばすことに関心が高まっています。

肉体の老化や加齢とともに健康を損ねるおもな原因は、「酸化」と「糖化」といわれています。

「酸化」は、ストレス、喫煙、アルコール摂取、紫外線などの影響によって起こり、「糖化」は、糖質過多な食生活がおもな原因で起こります。「酸化」と「糖化」を防ぐもっとも簡単な方法は、野菜を毎日食べることです。

野菜には抗酸化作用や糖化抑制作用のある、ビタミン、ミネラル、食物繊維といった栄養素が豊富に含まれています。

それぞれの野菜の持つ力を知り、相性のよいものを上手に組み合わせて食べるだけで、生活習慣病を予防し、免疫力をアップすることも可能です。いつまでも若々しく、健康的な体の維持にこの本で紹介するレシピを役立ててみてください。

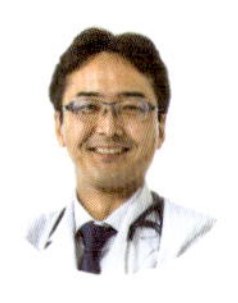

医学博士・循環器専門医
大塚 亮

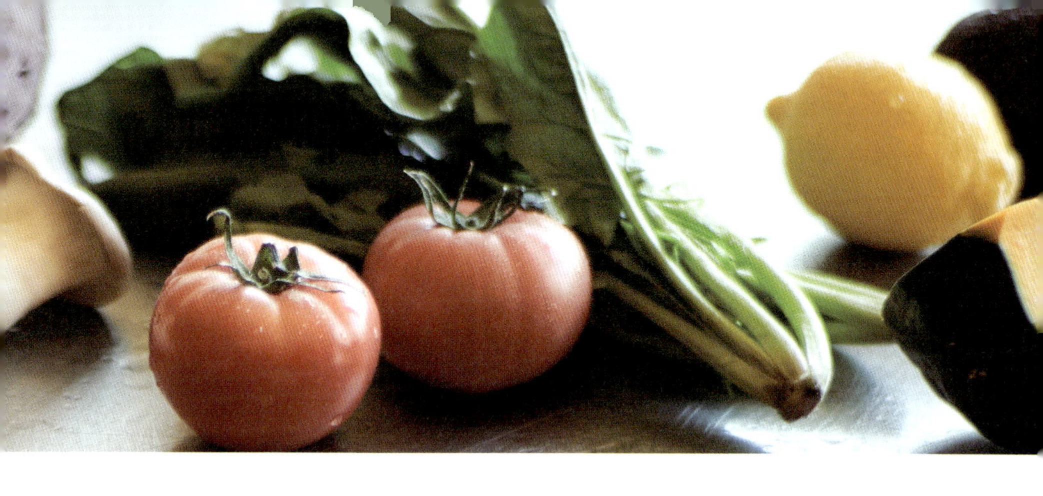

野菜を“サラダ”として食べる。最大のメリットは“酵素”がとれること

サラダは、ほとんどの野菜を生で食べます。野菜を生で食べることの最大のメリットは、酵素がとれることです。酵素は人が生きるために、欠かせないものです。体を動かすときも、食べ物を消化するときも、呼吸や血液循環にも、すべて酵素が必要です。栄養があるものを食べても、消化する酵素がなければ、体に吸収することはできません。酵素が不足すると、代謝や免疫力が低下し、病気や体調不良を起こしやすくなるといわれています。酵素は熱に弱く、加熱処理された食材からは、通常より酵素量が減ってしまいます。だからこそ、生野菜やくだものを使ったサラダを積極的に食べてほしいと思います。

たとえば、ご飯、パン、麺などを食べ過ぎたときは、炭水化物を分解する酵素を持った、大根、山いも、かぶ、もやし、にんじん、ブロッコリーを食べるといいんです。お肉を食べ過ぎたときは、タンパク質分解酵素を持つ、たまねぎ、大根、納豆、りんご、キウイなどがおすすめ。油ものをとり過ぎたときは、油を分解する酵素を持つアボカド、トマト、ほうれん草などが効果的です。体のために働いてくれる酵素をたくさんとるために、いろいろな生野菜を食べてみてください。

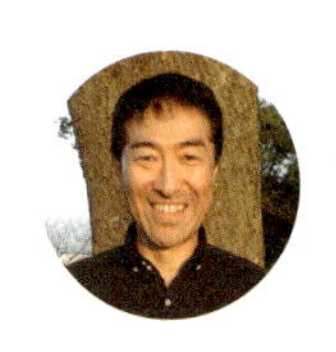

高上青果代表
髙上 実

Contents

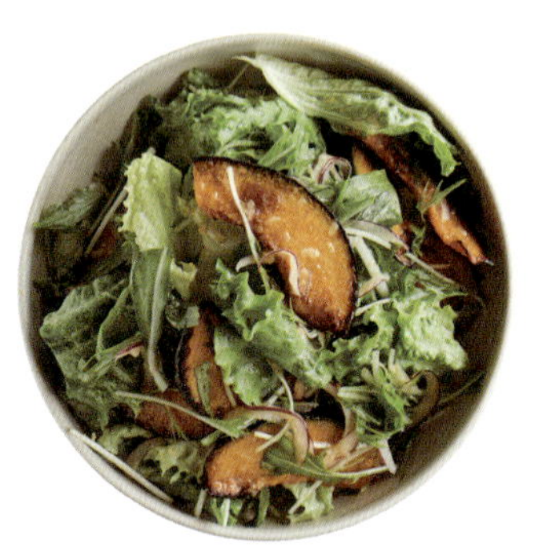

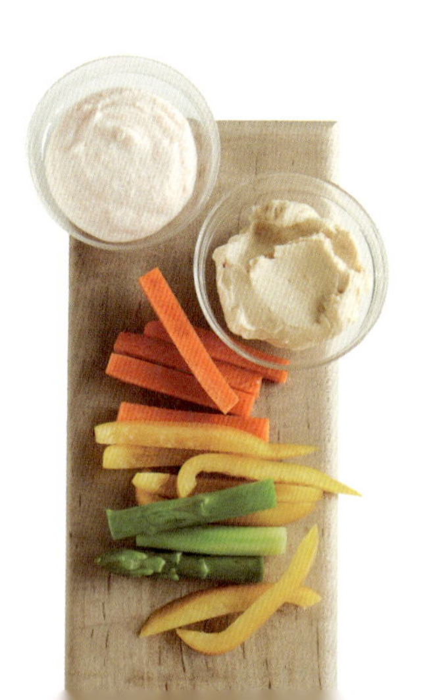

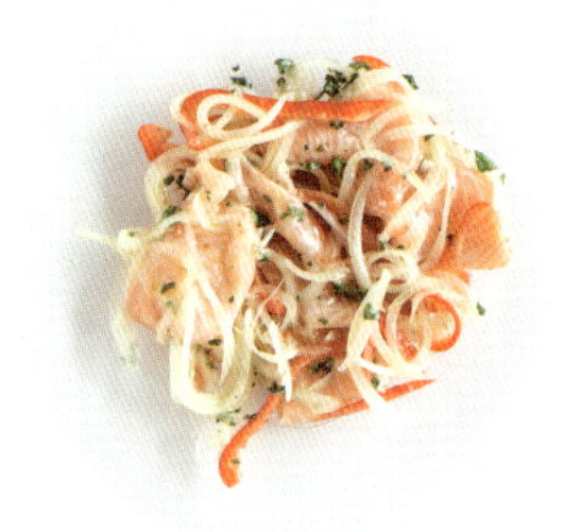

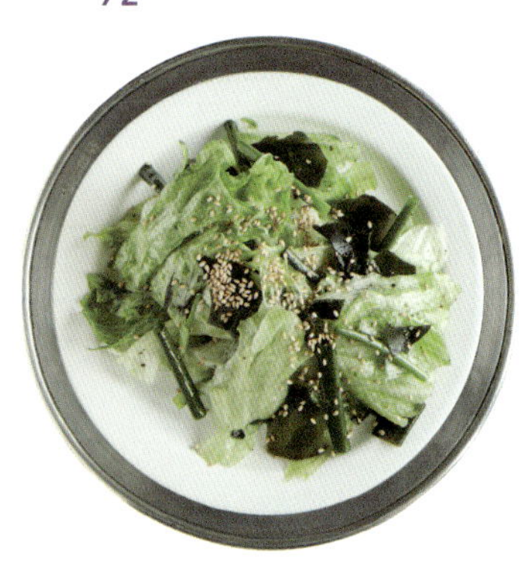

野菜を食べないことで起こる
5つの健康リスク

野菜は生命維持に欠かせない大事な栄養素の宝庫です。
野菜不足がまねく体の不調を知っておきましょう。

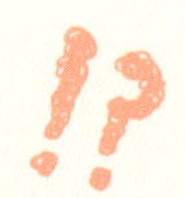

1 活性酸素による酸化が進み がんや動脈硬化などの病気を引き起こす

酸化とは、簡単にいうと体がさびること。酸化の原因は、体内で発生する活性酸素です。この物質は酸化力が強く、細胞や遺伝子を劣化させ、動脈硬化やがんなどの発症に影響を与えているといわれています。活性酸素の除去に必要なのは、ビタミンA・C・Eやαリポ酸、ポリフェノールなどの抗酸化作用が強い栄養素です。これらを含む野菜を食べなければ、体はどんどんさびつき、老化が進んでしまいます。

2 体内で糖化が進み 血糖値の上昇や脳の老化に影響を及ぼす

糖化とは、簡単にいうと体が焦げること。糖化の原因は、ご飯、小麦粉、砂糖などの糖質のとり過ぎです。糖質過多は、血糖値を上昇させるだけでなく、体内でタンパク質と結びつき、AGEs（蛋白(たんぱく)糖化最終生成物）を生成します。AGEsは、動脈硬化や認知症の原因になるといわれています。AGEsの生成を防ぐには、野菜に含まれる食物繊維や、糖化抑制作用のあるしょうが、にんにくなどが効果的です。

3 腸内に悪玉菌が増え免疫力が低下し、病気にかかりやすくなる

免疫とは、病原菌やがん細胞などから体を守る機能のこと。人の免疫を司る細胞の6割は、腸管で働いています。腸に悪玉菌が増えると、腸内環境が悪化し、免疫機能が低下してしまいます。免疫力を高めるためには、水溶性食物繊維を含む野菜や、発酵食品などを食べて、腸内の善玉菌を増やす必要があります。野菜不足になると、免疫力が落ち、病弱で疲れやすい体になってしまいます。

4 ビタミンB群やCの不足により筋肉、臓器、脳などの働きが低下する

筋肉や臓器、脳神経などを構成するために必要なのは、肉や魚などのタンパク質です。しかし、肉や魚だけとってもタンパク質を代謝する酵素やビタミンB群がとれていないと、体の材料がつくられにくくなります。また、鉄分吸収率を上げるビタミンCと、造血や細胞新生に必要な葉酸などを一緒にとることで、健やかな肉体をつくることができます。これらの栄養素の補給にも、野菜は欠かせない存在です。

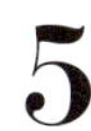

5 ビタミンDの不足により、免疫力の低下や、骨粗しょう症をまねく

血中カルシウム濃度を一定に保つ働きをするビタミンDは、太陽の光を浴びることで生成されます。最近は紫外線ケアが一般的になりましたが、その結果、日本人の約50%以上がビタミンD欠乏症の状態といわれています。欠乏すると骨が弱り骨粗しょう症の原因になります。また、免疫力の低下、調整不良のため、インフルエンザにかかりやすくなったり、花粉症が悪化したりします。そのため適度に日光を浴び、ビタミンDはもちろん、ビタミンKやカルシウムを含む野菜をとらなければなりません。

元気な100歳を目指そう!

一生健康サラダ4つの効果

この本のいろいろな野菜を効果的に組み合わせたサラダで
体調を整え、病気になりにくい体をつくりましょう!

I 抗酸化作用で 脳と肉体の老化をストップ

サラダレシピ
p18〜33

ビタミンA・C・E、ポリフェノール、αリポ酸、βカロテン、リコピン、グルタチオンなどの抗酸化作用の高い栄養素を含む野菜は、活性酸素を除去する効果大。

さらに、脳の健康に効果的なn-3系(オメガ3)脂肪酸を含むナッツ類、抗酸化作用の高いフルーツ、糖化を抑制する食物繊維などを組み合わせると、酸化と糖化を防ぎ、脳と肉体のアンチエイジングが期待できます。抗酸化作用の強いサラダは美容効果もあり。肌の老化、シミ、シワ予防にもおすすめです。

II 腸内環境を改善し、 免疫力をアップさせる

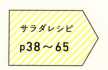

免疫力を上げるには、腸内細菌のバランスを整えることが重要です。腸内環境の改善には食物繊維がたっぷりとれるサラダが最適です。食物繊維には水溶性と不溶性がありますが、ほとんどの野菜の食物繊維は不溶性です。腸内の善玉菌を増やすには、水溶性食物繊維を含むオクラ、長いもなどのネバネバ系野菜や海藻類を意識してとること。さらに、チーズやヨーグルトなどの発酵食品をプラスすると、乳酸菌の働きで腸内の善玉菌の活動が活性化し、健康効果が高まります。

Ⅲ 筋肉と骨を維持して アクティブな体をつくる

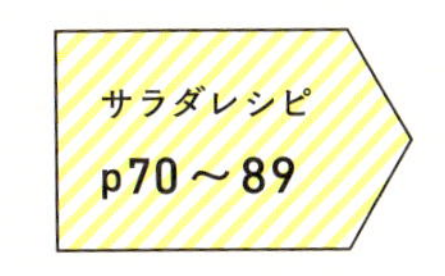

しなやかな筋肉と丈夫な骨を維持するためには、タンパク質や鉄分が必要です。しかし、肉や魚などを単体で食べても、筋肉や骨は強くなりません。

動物性タンパク質は、野菜と組み合わせてとることで、アミノ酸に分解され栄養素の吸収効率が上がります。きのこ類などのビタミンB群が豊富な野菜や、鉄分の吸収をよくするほうれん草、レモンなどのビタミンCの多い野菜やくだものと一緒にとることが大事です。

また、ビタミンK・D、カルシウムを含む野菜を加えれば、骨の合成に必要な成分もすべてそろいます。タンパク質＋野菜のサラダで、いつまでも活発に動ける体がつくれます。

Ⅳ 血管を強くして 生活習慣病を寄せつけない

サラダレシピ
p94～109

健康な血管を保つことで、高血圧、動脈硬化、脳卒中、心筋梗塞などの深刻な病気を防ぐことができます。血管を強くするには、塩分コントロールが大事です。塩分のとり過ぎにより血中ナトリウムが増えると、血圧が上昇してしまいます。高血圧は、血管壁を硬くし、血管の内壁を傷める原因になります。

カリウムの多いアボカド、ほうれん草などの野菜をとることで、ナトリウムの排出が促され、高血圧を予防する効果が期待できます。

また、海藻類、ごま、ナッツ類などのマグネシウムを含む食材をサラダにトッピングするといいでしょう。マグネシウムには、血圧を下げる働きがあります。

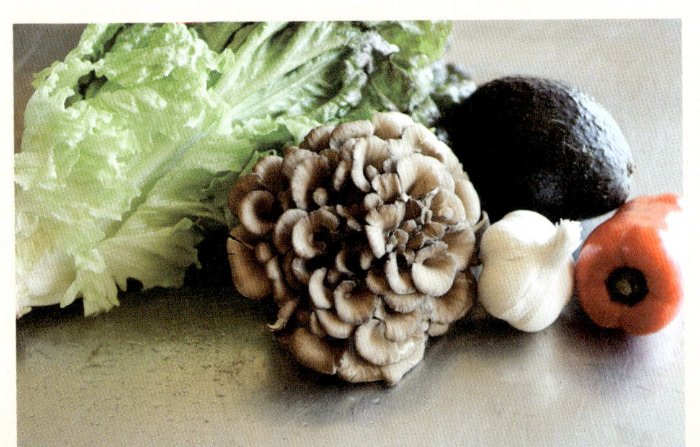

＼ 野菜屋さんが伝授！ ／

野菜の選び方・保存の仕方

栄養をしっかりとるために、鮮度のよい野菜を選び、
長持ちする保存方法で、野菜を無駄なく活用しましょう。

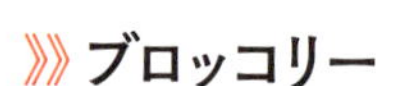

ブロッコリー

【旬】11～3月頃

【選び方】つぼみの部分の緑色が濃く、黄色い部分がないもの。つぼみの下の葉が枯れたり、変色したりしているものは古い可能性があり。

【保存】小さく切り、ゆでずに冷凍。下ゆでして冷凍した場合は、ゆでる際に栄養分がお湯に溶けるので、ゆで汁をスープなどに活用して。

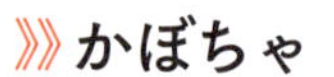

かぼちゃ

【旬】7～12月頃

【選び方】収穫直後より、2～3週間風乾したもののほうが甘い。根元が大きく付け根がしまっていて、乾燥して少し枯れているように見えるものがよい。

【保存】食べやすい大きさに切り、そのまま冷蔵庫の野菜室か冷凍庫へ。甘みが逃げるので小さくしすぎないこと。薄くスライスして天日干しもおすすめ。

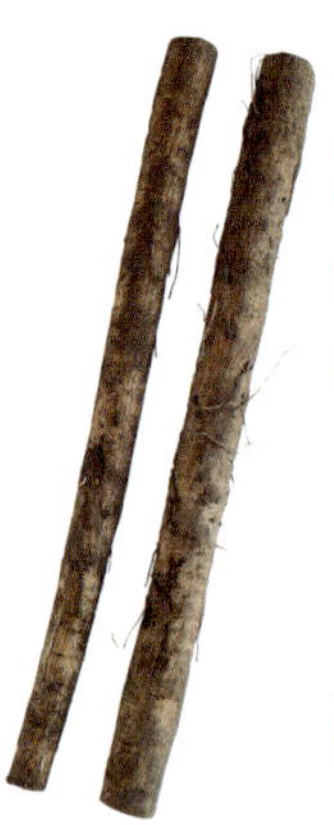

ごぼう

【旬】11～2月頃

【選び方】全体的に柔らかくないもの。泥つきなら土が乾き過ぎていないもの。切り口の空洞が少ないほうが新鮮。ただし、空洞が大きく太い品種もあり。その場合は、空洞部分が乾き過ぎていないものを。

【保存】土がついたまま軽く湿らせたキッチンペーパーで包み、ファスナー付きの保存袋に入れて野菜室へ。せん切りにした場合は変色しやすいため、米のとぎ汁に酢をたらしたお湯でゆでてから保存。

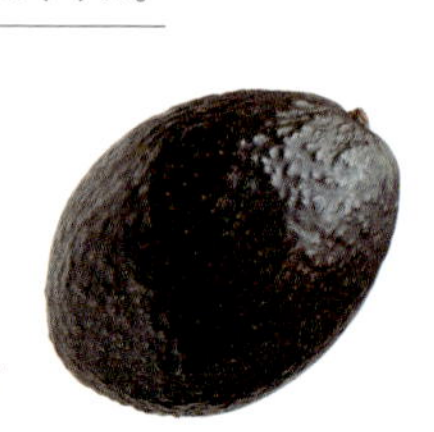

アボカド

【旬】国産は11～1月頃、輸入品は通年

【選び方】輸入品は追熟させているため、鮮度を見極めるのは難しい。皮のツヤ・ハリがよいもの。ヘタがついているもの。

【保存】青いものは直射日光が当たらない場所で常温保存。りんごと一緒に保存袋に入れておくと早く熟す。熟れていたら野菜室に保存。

今は、旬など関係なく、どんな野菜も一年中出回っています。そんな状況の中でも旬を見分ける方法があります。近所のスーパーを何軒か回ってみてください。産地が近く、値段が安くてたくさん売っている野菜があったら、それが“旬の野菜”です。野菜の旬は、地域によって違います。「自分が住んでいる地域で、その時期たくさん出回っているものが旬の野菜」と覚えてください。地元により近い産地のものほど、輸送時間が短いため鮮度も高くなります。

さらに、その中からよりよいものを見分ける目安は、野菜それぞれによって違います。これから紹介する、おもな野菜の選び方のポイントを参考にしてみてください。また、買った野菜はその日からどんどん栄養が減っていきます。上手に保存して、なるべく早めに食べることをおすすめします。

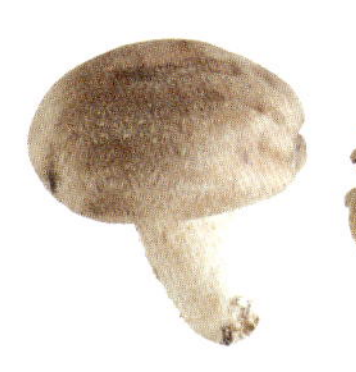

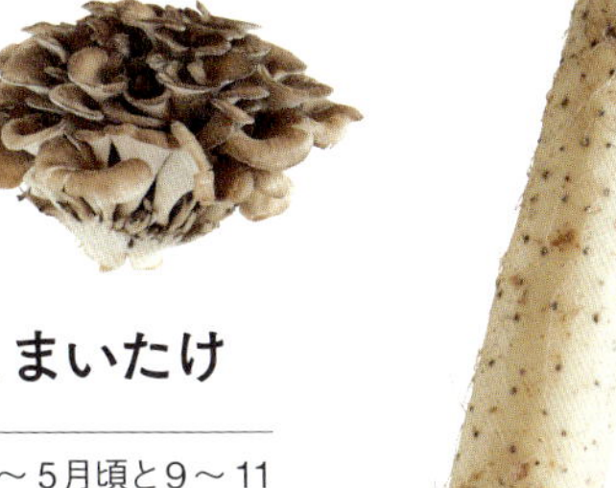

》しいたけ、まいたけ

【旬】しいたけは3～5月頃と9～11月頃。まいたけは9～10月頃

【選び方】しいたけは、傘が開いていなくて、裏側のヒダが白いもの。皮にハリがあるもの。まいたけは、色が濃くて肉厚なもの。

【保存】しいたけは、石づきを切って食べやすい大きさに切って、冷凍または天日乾燥。石づき部分は栄養が多いので捨てずに、炒め物などに活用を。まいたけは、小房に分けて湿らせたキッチンペーパーで包み、保存袋に入れて野菜室へ。冷凍も可。天日乾燥もおすすめ。

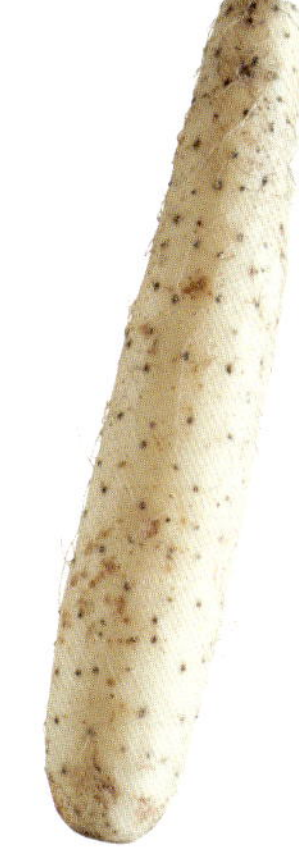

》長いも

【旬】11～1月頃

【選び方】全体的に柔らか過ぎないもの。皮にハリがあり、表面の粒々がしっかりあるもの。

【保存】皮をむかずに、切り口を湿らせたキッチンペーパーで包み、保存袋に入れて野菜室へ。すりおろして小分けにし、冷凍保存も可。

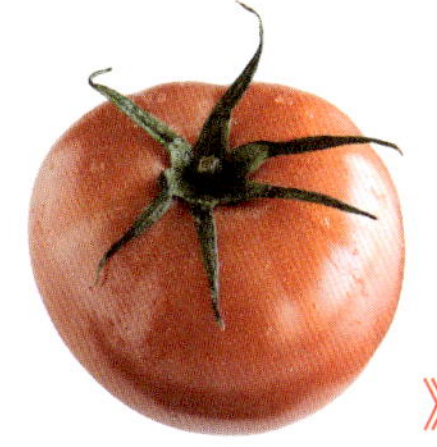

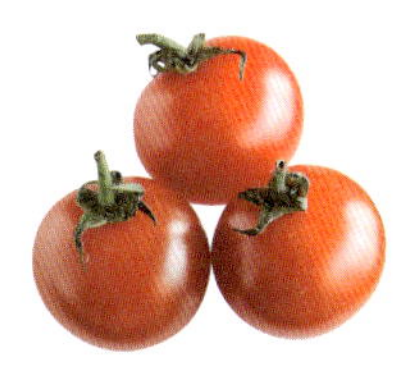

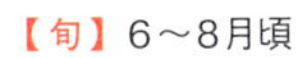

》トマト

【旬】6～8月頃

【選び方】実にしっかり厚みがあり、皮にハリとツヤがあるもの。

【保存】保存袋に入れて野菜室で冷蔵。基本的に2～3日で食べきるように。長持ちさせたいときは、ヘタを下にして並べ、できるだけ押し合わないようにして冷蔵保存。

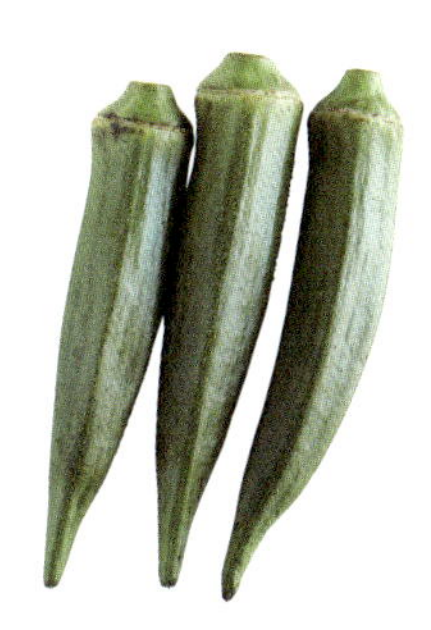

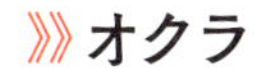

》オクラ

【旬】6～9月頃

【選び方】緑色が鮮やかで、産毛が密生しているもの。

【保存】軽く湿らせたキッチンペーパーで包んで保存袋に入れ、野菜室に立てる。

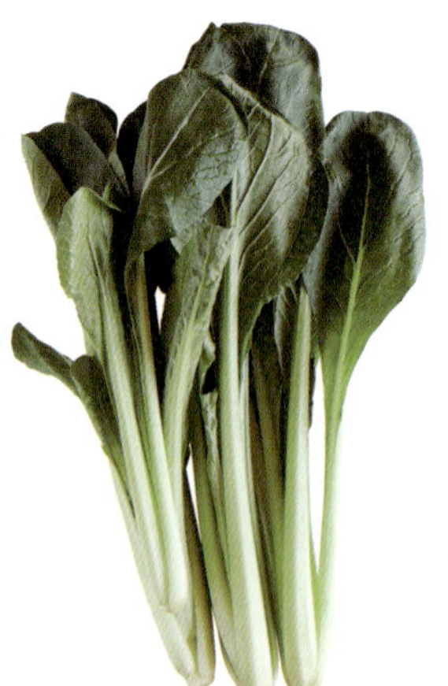

》キャベツ

【旬】通年(季節により産地が異なる)

【選び方】葉の緑色が濃く鮮やかで、ツヤとハリがあるもの。切り口がみずみずしく、割れや変色がないもの。

【保存】丸のままの場合は、芯の部分を取り除いて、芯を抜いた穴には新聞紙を詰めて保存。切り口から傷むので、葉を外から一枚ずつはがして使う。

》小松菜

【旬】12～2月頃

【選び方】色が濃過ぎると苦味が強いものがあるため、葉の色は適度な緑色のもの。茎がしっかりしていて柔らか過ぎないもの。

【保存】ゆでて冷凍、または天日乾燥させる。

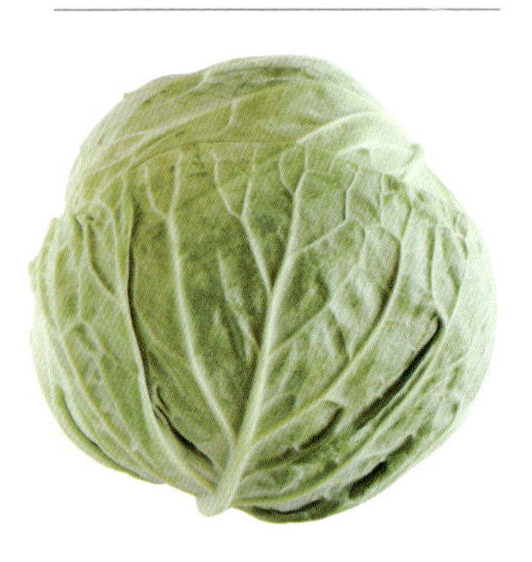

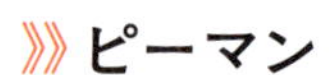

》ピーマン

【旬】6～8月頃

【選び方】ヘタの切り口がみずみずしくて変色していないもの。実がつややかで締まっているもの。

【保存】芯を抜いたり水洗いしないで、そのまま保存袋に入れて野菜室へ。1週間以内に使い切ること。

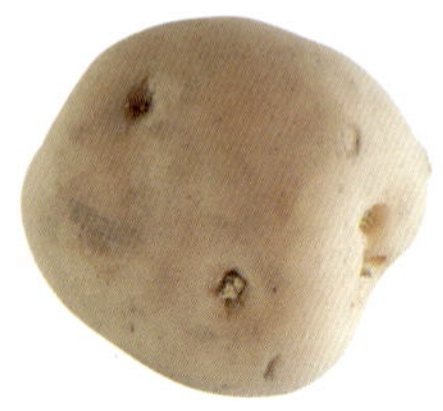

》じゃがいも

【旬】10～11月頃

【選び方】表面に傷がなく、なめらかでしなびていないもの。芽が出ていないで、持ったときずっしり重いもの。

【保存】新聞紙に包んで冷暗所で保存。りんごと一緒に新聞紙で包むと、りんごのエチレンガスにより保存期間が延びる。

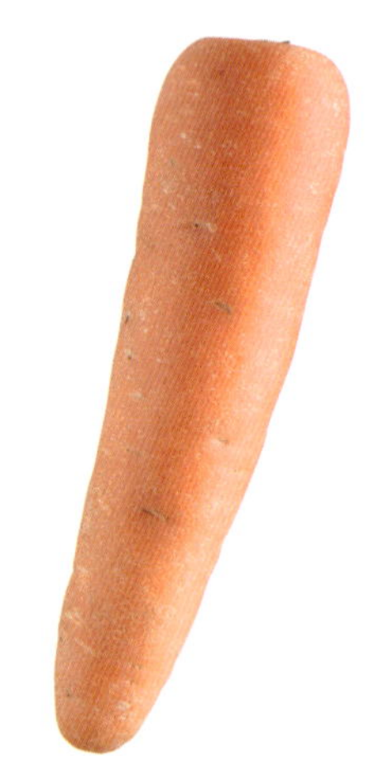

》にんじん

【旬】10～12月頃

【選び方】肌がなめらかで、赤みが強く、ハリがあるもの。葉つきのものは、葉が生き生きした緑色でしおれていないもの。

【保存】保存袋に入れ、野菜室に立てて保存。葉つきのものは葉を切ってから。葉はかき揚げなどに利用するのがおすすめ。

》きゅうり

【旬】6～8月頃

【選び方】ヘタの切り口が黒ずんでいないもの。皮にハリがあるもの。表面のイボ（トゲ）がしっかりあり、触ると痛いもの（イボが完全にない品種を除く）。

【保存】軽く湿らせたキッチンペーパーを巻いて保存袋に入れ、野菜室に立てて保存。立てると保存期間が少し延びる。

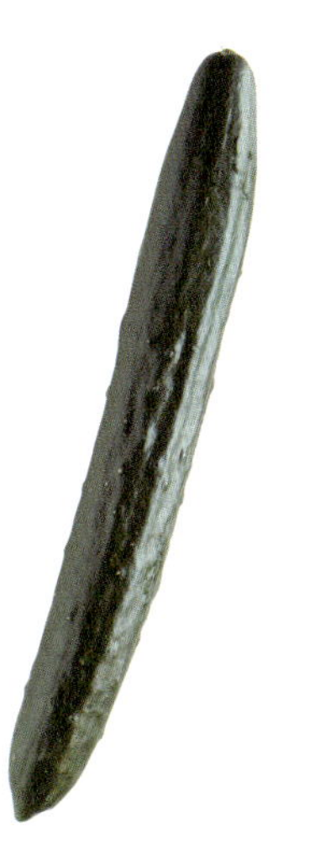

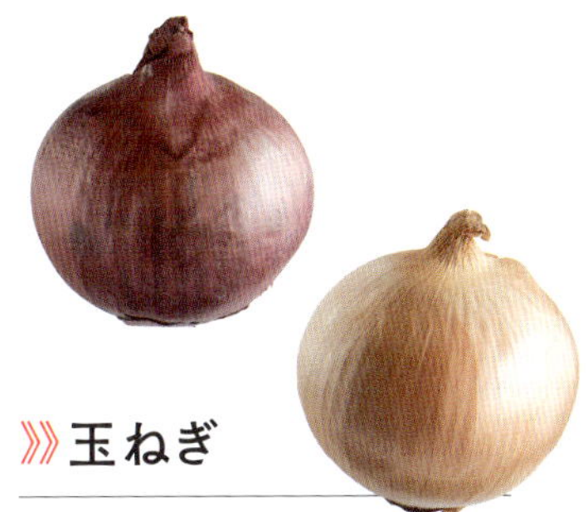

》玉ねぎ

【旬】ほぼ通年

【選び方】皮が乾いていてツヤがあり、しっかりした重みのあるもの。頭部がしっかりしているもの。

【保存】ネットなどに入れて、涼しく乾燥した場所で保存。

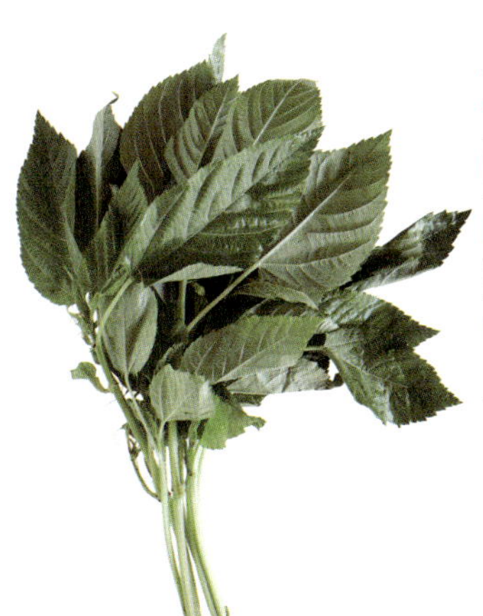

》モロヘイヤ

【旬】7～8月頃

【選び方】切り口、葉先に変色がなく、茎がしっかりしているものを選ぶ。

【保存】冷凍庫に入る大きさにカットして冷凍するか、天日乾燥がおすすめ。

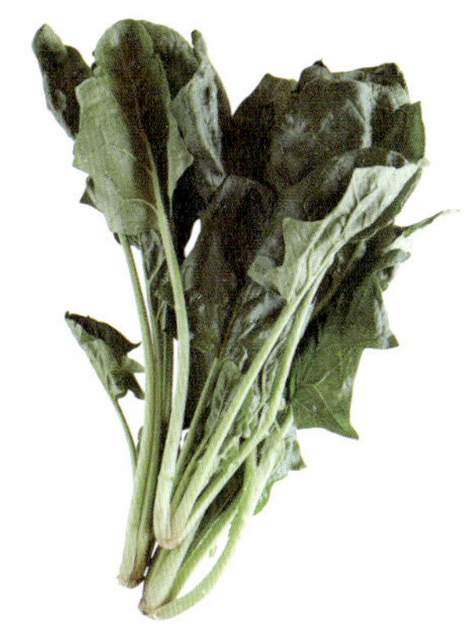

》大根

【旬】11～2月頃

【選び方】ハリとツヤがあり、ずっしり重いもの。

【保存】葉つきのものは葉を取り、新聞紙に包んで冷暗所に。使いかけのものはラップで包み冷蔵保存し、2～3日で食べきること。

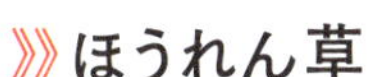

》ほうれん草

【旬】11～2月頃

【選び方】葉の色が濃く、葉先がピンとしていてみずみずしいもの。根っこの切り口が新鮮なこと。

【保存】葉先が乾燥しないように、軽く湿らせたキッチンペーパーで包み、野菜室に立てて保存。

＼ちょっとしたコツで変わる！／

おいしいサラダを作るには？

サラダを作る前に、絶対に押さえていただきたいコツをお伝えします。
これで格段においしくなります！

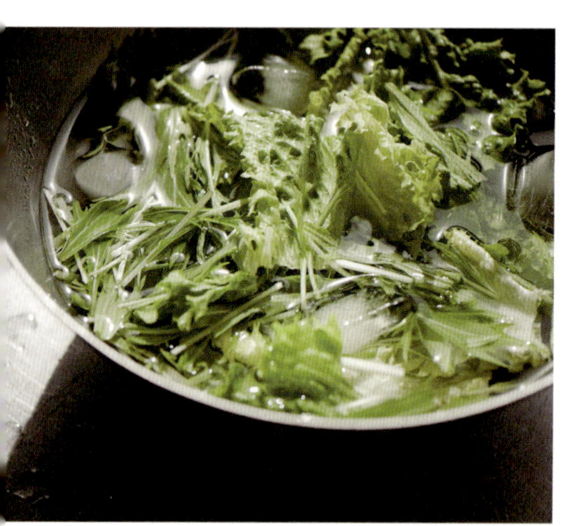

野菜はたっぷりの水に浸す

レタスやキャベツなどの葉野菜は、食べやすい大きさに切ってから、たっぷりの冷水に浸します。数分浸けると、みるみるシャッキリとしてきます。しんなり元気のない野菜でも、見違えるほどにみずみずしい姿になります。

水気をしっかりと切る

野菜を水から上げ、サラダスピナーなどでしっかりと水気を切ります。野菜の水切りがしっかりできていないとドレッシングが薄まり、水っぽい味に。サラダスピナーがない場合は、ペーパータオルで野菜を包むようにして水をとってください。

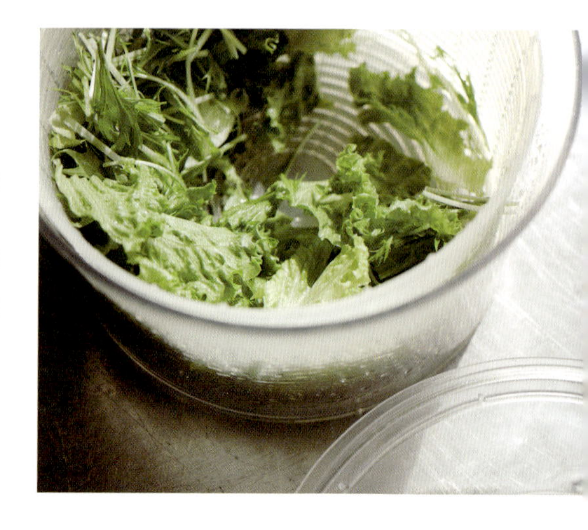

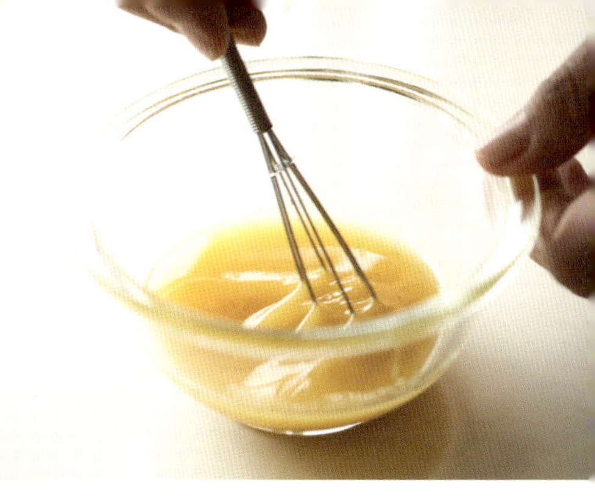

ドレッシングはよく混ぜる

具材の準備が終わったら、ドレッシングの準備。ドレッシングの材料を容器に入れ、泡立て器で、油分と酸味が乳化してとろっとするまで攪拌します。少量なので、小さい泡立て器を使うとやりやすいです。

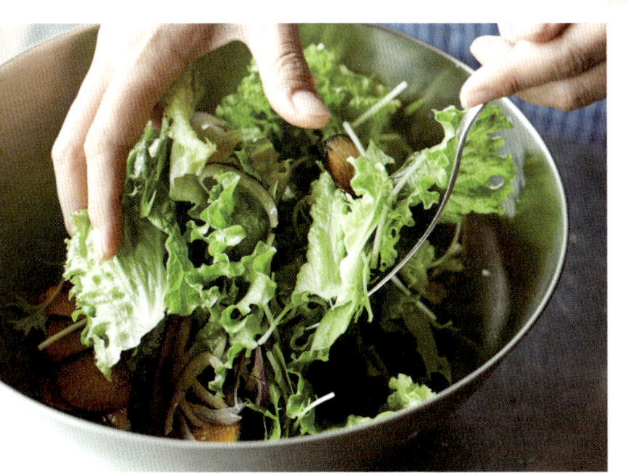

野菜とドレッシングを均一に和える

野菜がちぎれないように手とサーバースプーンを使って、やさしく均一に和えましょう。和えるタイミングは、食べる直前がベストです。和えてから時間がたつほど、野菜から水気が出てしまいます。

オイルは少しこだわったものを

サラダ用のオイルは、オリーブ油（生食にはエキストラバージン油）、ごま油、えごま油を使っています。オイルはいいものを使うようにすると、味はもちろんのこと、体にもいい効果が期待できます。また、塩は藻塩など天然海塩がおすすめです。ミネラルがそのまま残っていて、カリウム、マグネシウム、カルシウムが豊富です。

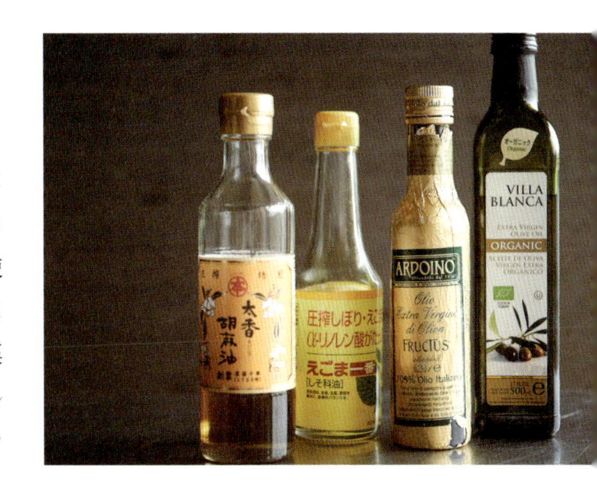

この本のレシピの見方

- 計量の単位は、小さじ 1＝5mℓ、大さじ 1＝15mℓ、1 カップ 200mℓです。
- しょうが 1片は親指の先ぐらい（約 15g）、にんにく 1片は、小房に分けた 1つ分（約 5g）を目安としています。
- 電子レンジは 600W のものを使用しています。500W の場合は、加熱時間を 1.2 倍にしてください。機種によって異なりますので、適宜調整してください。
- 野菜の手順は、特に明記してない限り、洗う、皮をむくなどの工程を済ませていることを前提としています。

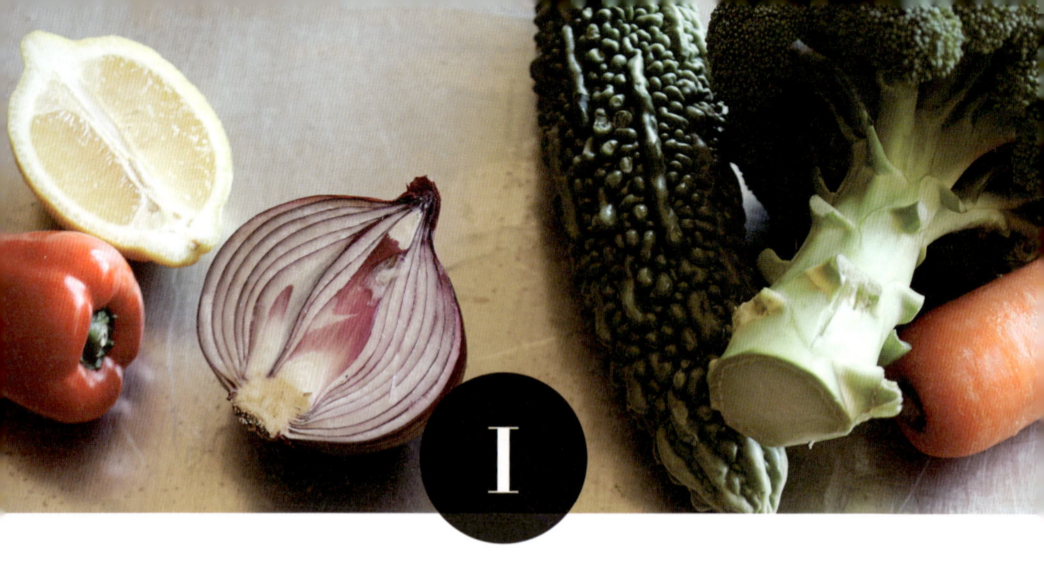

I

抗酸化作用で
脳と肉体の老化をストップさせる
サラダ

ビタミンA・C・Eを含む野菜や
ポリフェノール類をたっぷりとる

抗酸化作用が高い食材の代表格はビタミンACE（エース）を豊富に含んだ緑黄色野菜です。ビタミンAは、血管や粘膜を強化し、成長促進や免疫細胞を活性化してくれます。脂溶性ビタミンで油との相性がいいのも特徴です。ビタミンCは、コラーゲンの生成に欠かせないビタミン。余分にとっても体内には蓄積できないため、毎日とることが重要です。ビタミンEは、血行をよくする働きがあります。3つのビタミンは組み合わせてとることで、より効果が高まります。また、ポリフェノール、αリポ酸、リコピン、グルタチオン、アスタキサンチンなどが含まれた食材は体のさび取りに欠かせません。

体と脳の老化をストップさせるには、酸化と同時に糖化を防ぐことも大切です。糖化抑制作用のある食材は、酢、レモン、スパイス類などで、ドレッシングの材料として使うと効果的です。

老化 ＝ 酸化 ＋ 糖化

酸化とは 体がさびること

体内に発生する活性酸素が、細胞を傷つけ悪さをすること。シミ、シワなどの見た目の老化をはじめ、糖尿病、動脈硬化、がんなどの病気の原因になる。

糖化とは 体が焦げること

体内で糖とタンパク質が熱で結びつき、AGEs（蛋白糖化最終生成物）という有害物質を発生させてしまうこと。たとえばAGEsが脳にたまると認知症の原因になる。

抗酸化作用のある食材

ビタミンA（βカロテン） にんじん、ピーマン、かぼちゃ、ほうれん草、かんきつ類、スイカなど	**ビタミンC** ブロッコリー、レモン、キウイ、ピーマン、菜の花、かぶの葉、ゴーヤなど
ビタミンE ピーナツ、アーモンド、アボカド、モロヘイヤ、かぼちゃ、赤ピーマンなど	**αリポ酸** ほうれん草、ブロッコリー、じゃがいもなど
ポリフェノール そら豆、りんご、さくらんぼ、ぶどう、茶カテキンなど	**グルタチオン** アスパラガス、アボカド、キウイ、りんご、トマト、グレープフルーツなど
リコピン トマトなど	**アスタキサンチン** えび、かに、サーモンなど

糖化抑制作用のある食材

食物繊維（わかめ、ひじき、水菜、パセリなど）、
レモン、しょうが、シナモン、クミン、りんご、バジル、黒こしょう、にんにくなど

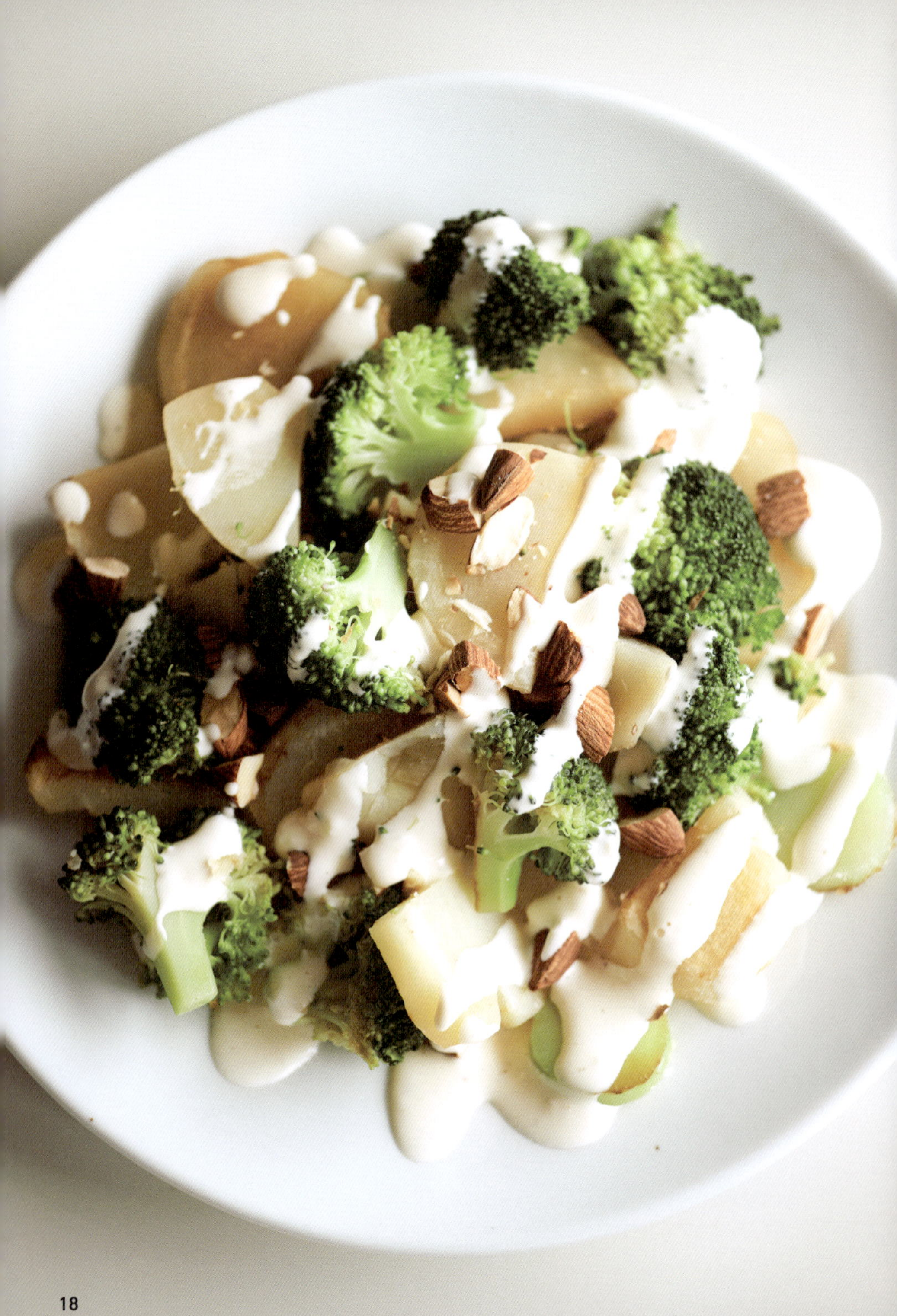

ブロッコリーとじゃがいものアイオリ風サラダ

ビタミンA・C・Eがすべて含まれるブロッコリーは、活性酸素を除去して解毒作用があり、じゃがいものαリポ酸は血糖値を下げる働きも。
n-3系（オメガ3）脂肪酸を含むアーモンドをプラスして、アンチエイジング効果アップ！

材料 2人分

ブロッコリー……1/2株（150g）
じゃがいも……2個（250g）
アーモンド……10粒
塩……ひとつまみ

● ドレッシング

にんにく（すりおろす）……少々
マヨネーズ……大さじ2
牛乳……大さじ1
塩……少々
こしょう……少々

作り方

❶ じゃがいもは皮をむいて1cm幅の半月切りにし、さっと水にさらして水気を切る。ブロッコリーは小房に分け、軸は皮をむいて7～8mm幅の輪切りにする。アーモンドは粗く刻む。

❷ フライパンにじゃがいもを広げ入れ、水を回し入れ、フタをして中火にかけて3分ほど蒸す。さらに、ブロッコリーを加えて塩を振り、4分ほど蒸す。竹串がスーッと通るようになったら、余分な水分を飛ばしながらざっくりと混ぜる。

❸ 器に❷を盛りつけ、アーモンドを散らし、混ぜたドレッシングをかける。

＋ アスパラガスを足して効果アップ

蒸したアスパラガスを足すと、アミノ酸の一種「グルタチオン」の抗酸化＆デトックス効果も期待できます。

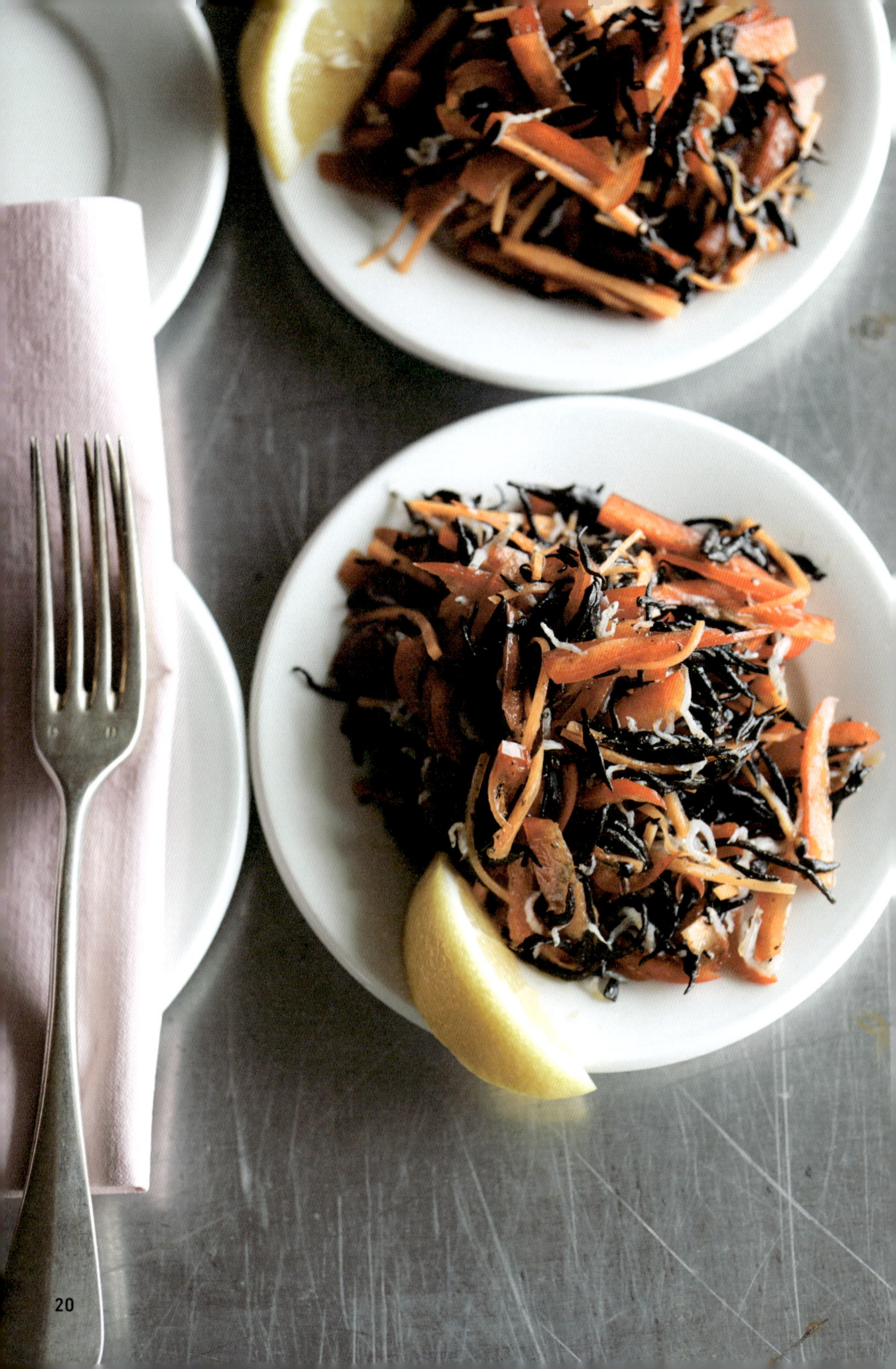

赤ピーマンとひじきの和風レモンサラダ

赤ピーマンは、ビタミンCとβカロテンが緑ピーマンの約2倍でビタミンEが約5倍。
ミネラルたっぷりの芽ひじきやちりめんじゃこをトッピングして、
麺つゆとレモン汁のさっぱりした味つけでいただきます。

材料 2人分

赤ピーマン……2個（正味100g）
にんじん……1/5本（30g）
芽ひじき（乾燥）……大さじ2
ちりめんじゃこ……大さじ2
レモン（くし形切り）……2切れ

● ドレッシング

オリーブ油……大さじ1と1/2
麺つゆ（3倍濃縮）……大さじ1
レモン汁……小さじ1
塩……少々

作り方

❶ 芽ひじきはたっぷりの水に15分ほど浸して戻し、水気を切る。熱湯でさっとゆで、ざるに上げて水気を切りながら冷ます。

❷ にんじんは4cm長さのせん切り、ピーマンは横半分、縦に薄切りにする。

❸ ボウルにドレッシングの材料を混ぜ合わせ、❶・❷・ちりめんじゃこを加えて和える。器に盛りつけ、レモンを添える。

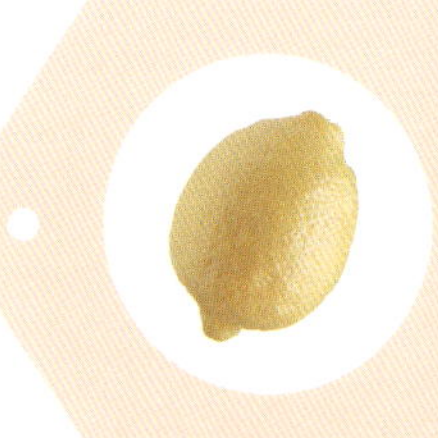

【野菜memo】

レモン

レモンはビタミンCだけでなく、疲労回復に効果的なクエン酸が豊富。また、カルシウムなどのミネラルを吸収しやすくするキレート作用も。ポリフェノールの一種も含まれていて、抗酸化作用も高いくだものです。

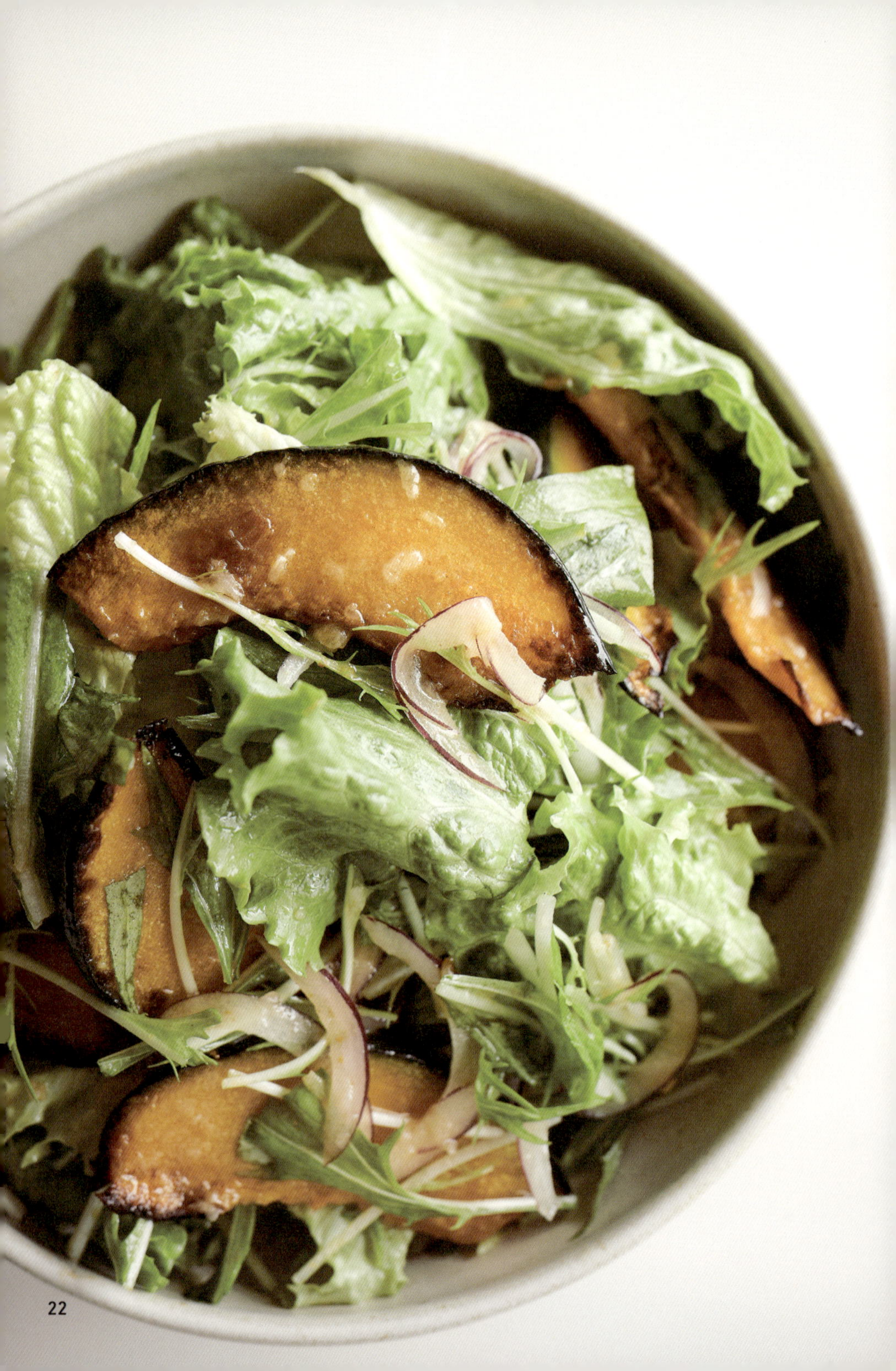

焼きかぼちゃのハニーマスタードサラダ

栄養豊富なかぼちゃをオリーブオイルで焼きβカロテンの吸収率をアップ。
見た目もカラフルな紫玉ねぎは抗酸化作用の高いアントシアニン入り。
すりおろし玉ねぎのドレッシングで酵素もたっぷりです。

材料 2人分

かぼちゃ……1/8個（正味150g）
リーフレタス……60g
水菜……1/4束（50g）
紫玉ねぎ……1/8個（25g）
オリーブ油……小さじ1

●ドレッシング

玉ねぎ（すりおろす）……大さじ1/2
オリーブ油……大さじ1と1/2
酢……小さじ1
マスタード……小さじ1
はちみつ……小さじ1
塩……小さじ1/4

作り方

1. かぼちゃは長さ半分、厚さ1cmのくし形切りにする。リーフレタスは大きめのひと口大にちぎる。水菜は長さ5cmに、紫玉ねぎは縦に薄切りにする。
2. フライパンにオリーブ油を入れて中火で熱し、かぼちゃを加え、竹串がスーッと通るまで両面合わせて3分ほど焼き、粗熱をとる。
3. ボウルにリーフレタス・水菜・紫玉ねぎ・❷を入れ、混ぜたドレッシングを加えて和える。

＋ えび＆ガーリックチップを足して効果アップ

ボイルしたえびを加えると「アスタキサンチン」の抗酸化作用が期待できます。仕上げにガーリックチップを加えると、香ばしさもおいしさも倍増！

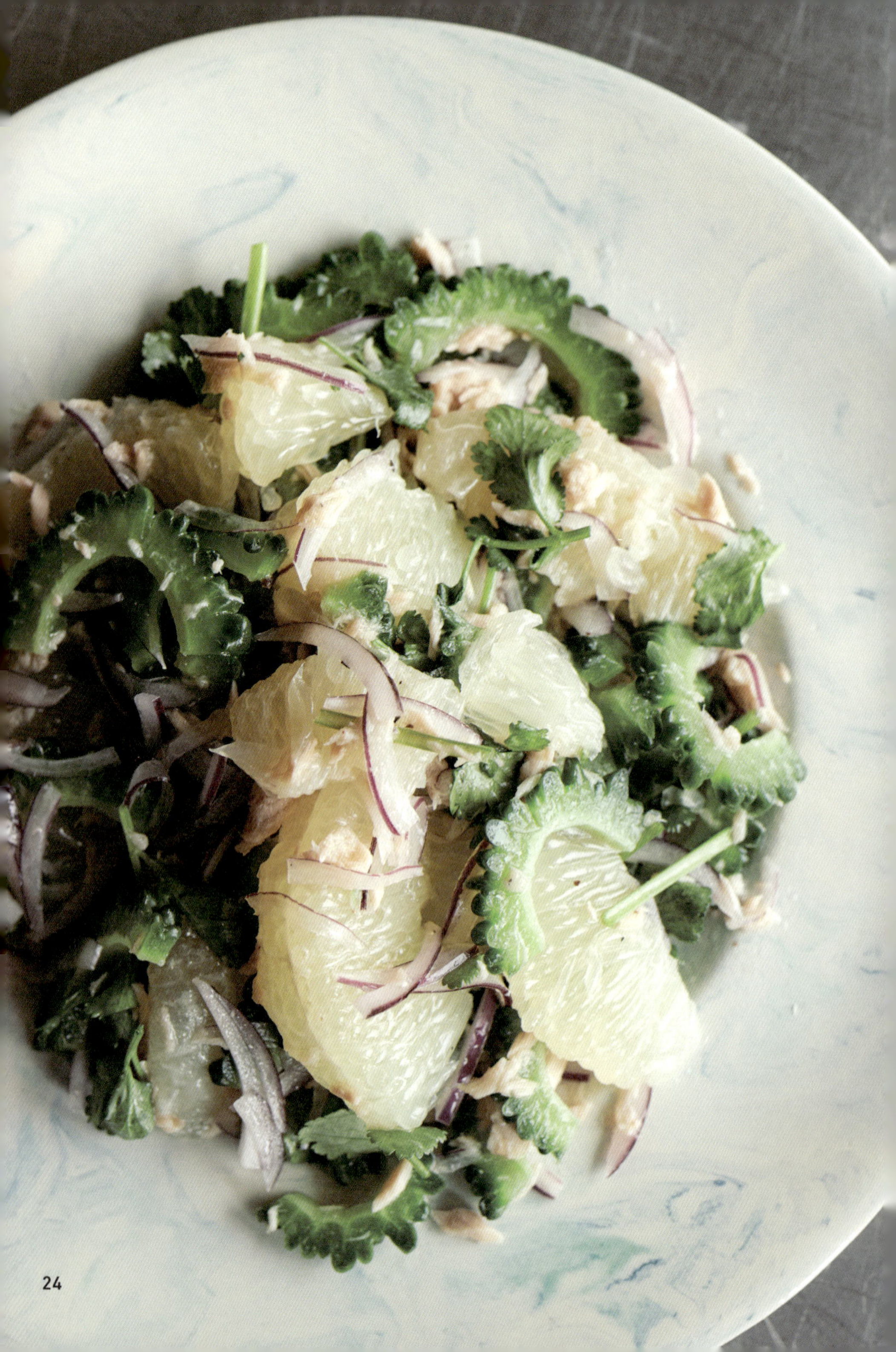

ゴーヤとグレープフルーツの エスニックサラダ

ゴーヤ＆グレープフルーツの苦味の成分には、血液サラサラ効果やがん予防効果が。
女性に人気のパクチーは、美容と健康にうれしい成分が豊富です。
n-3(オメガ3)系のえごま油をプラスして、よりヘルシーに。
グレープフルーツの爽やかな甘酸っぱさがゴーヤを食べやすくします。

材料 2人分

ゴーヤ……1/2本(130g)
グレープフルーツ…小1個(正味150g)
紫玉ねぎ……1/4個(50g)
パクチー……1株(15g)
ツナ(缶詰)……1缶(70g)
塩……ひとつまみ

●ドレッシング
えごま油……大さじ1と1/2
ナンプラー……小さじ2
レモン汁……小さじ1
粗びき黒こしょう……少々

作り方

❶ ゴーヤは種とワタをスプーンでこそげ取り、5㎜幅の半月切りにし、塩をざっともみこみ、5分ほどおく。グレープフルーツは薄皮をむいて実を取り出す。紫玉ねぎは横半分に切って縦に薄切り、パクチーは長さ2㎝に切る。ツナは缶汁を切る。

❷ 鍋に熱湯を沸かし、ゴーヤを塩のついたまま入れる。30秒ほどゆでて氷水にとって冷まし、水気をしっかりと切る。

❸ ボウルにドレッシングの材料を混ぜ合わせ、❷・グレープフルーツ・紫玉ねぎ・パクチー・ツナを加えて和える。

＋ 赤ピーマンを足して効果アップ

ビタミンCとβカロテン豊富な赤ピーマンをせん切りにして足しても。

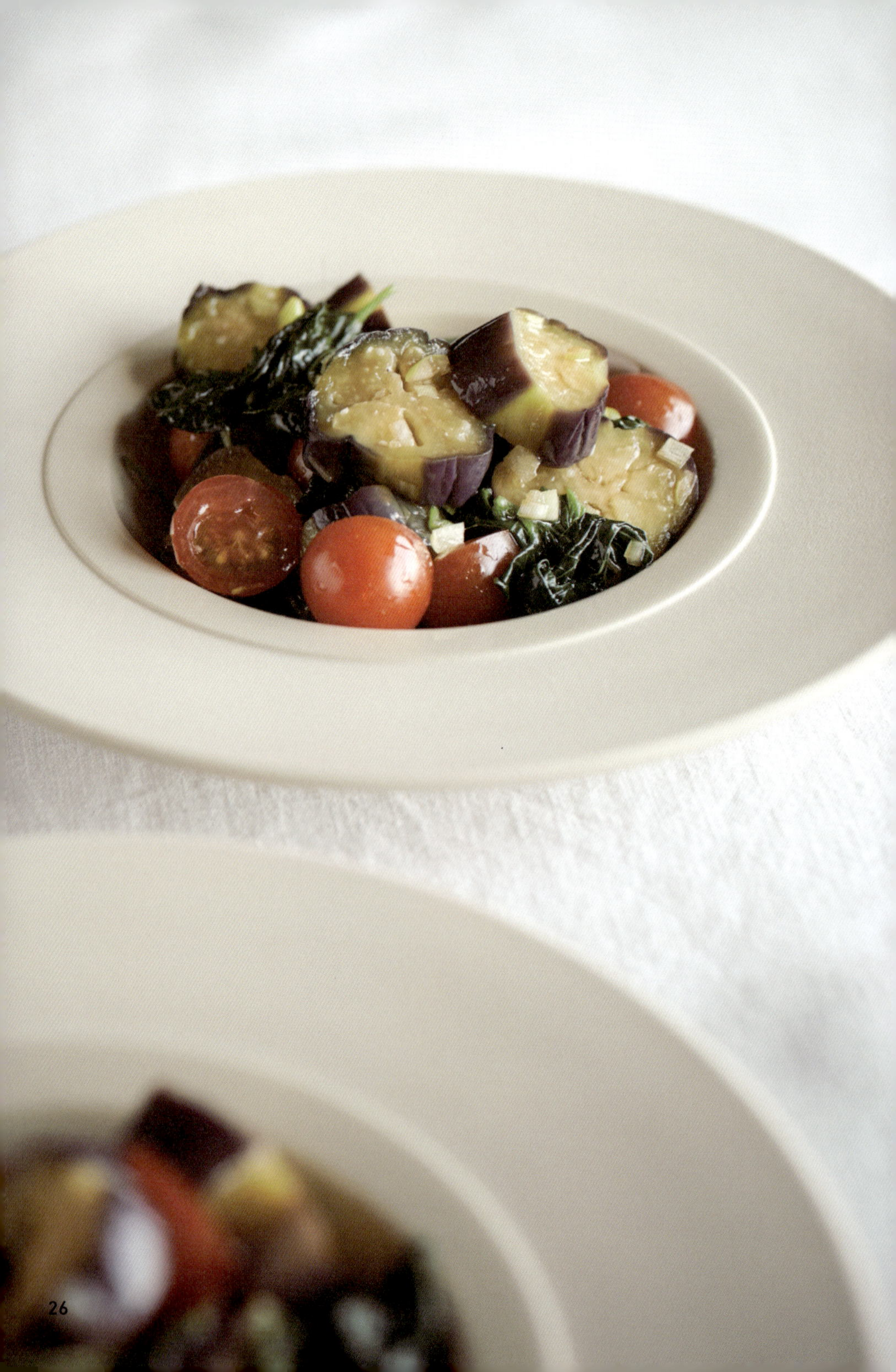

なすとミニトマトの黒酢サラダ

なすに含まれる「ナスニン」というポリフェノールが、強い抗酸化作用を発揮。
栄養豊富なプチトマトとモロヘイヤを加えて彩りも美しく、
爽やかな酸味の黒酢が消化を助けてミネラルの吸収率をアップします。

材料 2人分

なす……2本（160g）
ミニトマト……1パック（120g）
モロヘイヤ……1/2束

●ドレッシング

長ねぎ（粗みじん切り）……5cm
ごま油……大さじ1
黒酢……小さじ2
しょうゆ……小さじ2
砂糖……小さじ2

作り方

❶ なすはヘタを切り落とし、ピーラーで皮を縞目にむく。1本ずつラップに包み、電子レンジ（600W）で3分ほど加熱する。ラップをつけたまま冷水にとって冷まし、水気を切って1cm幅の輪切りにする。

❷ ミニトマトは縦半分に切る。モロヘイヤは葉を摘み、熱湯でさっとゆでて冷水にとり、水気を絞って食べやすく刻む。

❸ ボウルにドレッシングの材料を混ぜ合わせ、❶・❷を加えて和える。

＋ ゴーヤ&しょうがを足して効果アップ

ゆでたゴーヤのスライスやしょうがせん切りを加えると、
糖化＆酸化の撃退力も強くなります。

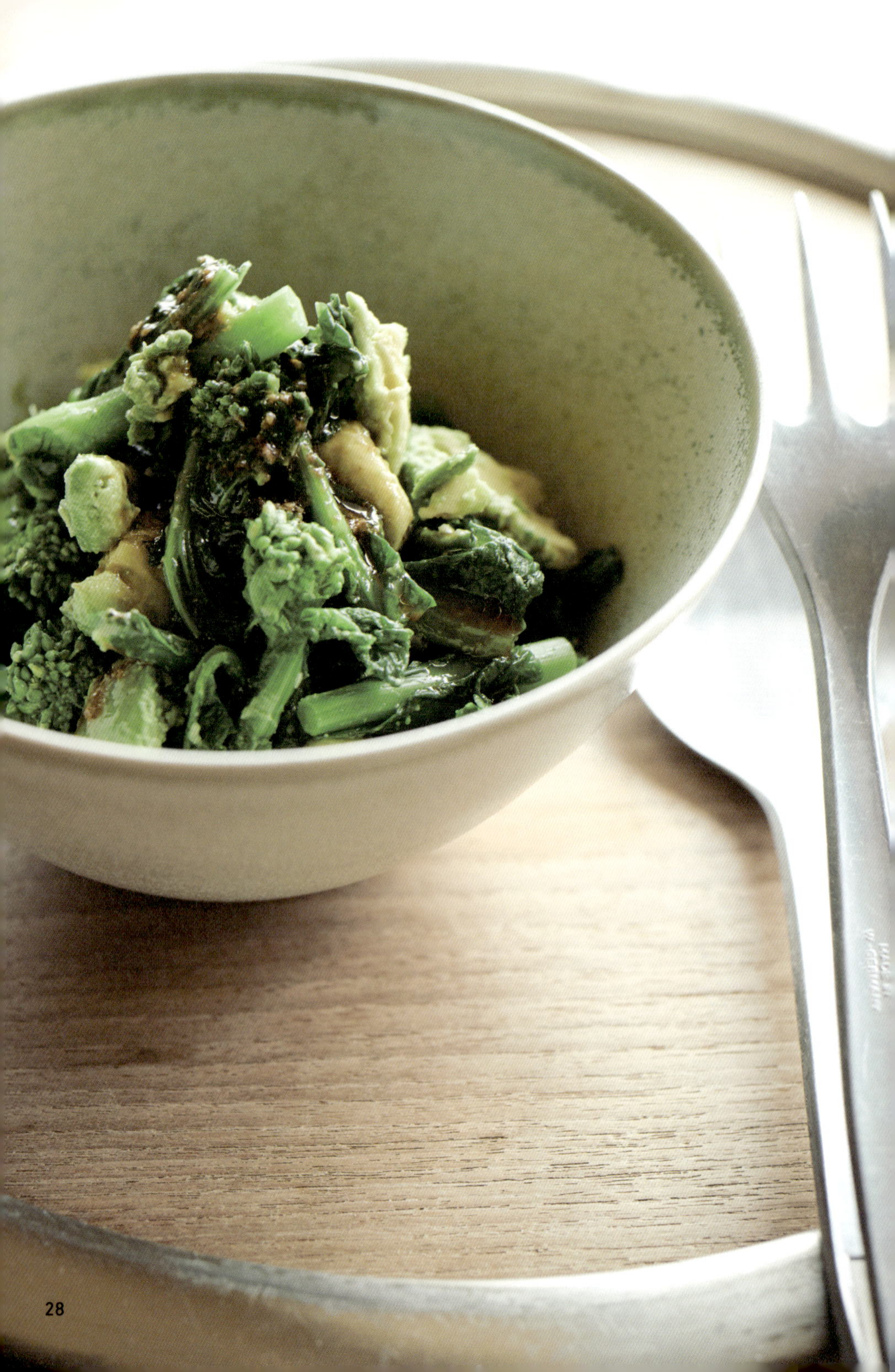

菜の花とアボカドのわさびじょうゆサラダ

ビタミン、ミネラルがバランスよく豊富に含まれる菜の花が主役のサラダ。
アボカドには抗酸化作用の高いビタミンEやグルタチオンが豊富。
活性酸素を除去する効果の高いわさびをドレッシングに。

材料 2人分

菜の花……1束(200g)
アボカド……小1個
塩……少々

●ドレッシング
ごま油……大さじ1
練りわさび……小さじ2/3
しょうゆ……小さじ2

作り方

❶ たっぷりの熱湯に塩を加え、菜の花を茎から入れて30秒ほどしたら穂先も沈め、1分ほどゆでる。冷水にとって冷まして水気を絞り、長さ5cmに切る。軸の太いものは縦半分に切る。

❷ アボカドは種と皮をとってボウルに入れ、フォークで粗くつぶす。菜の花を加えて、ざっくりと和える。

❸ 器に❷を盛りつけ、混ぜたドレッシングをかける。

＋ アスパラガスを足して効果アップ

長さ3cmに切ったゆでアスパラガスを加えてさらに抗酸化強化！ 菜の花が苦手な人は、ブロッコリーに代えても。

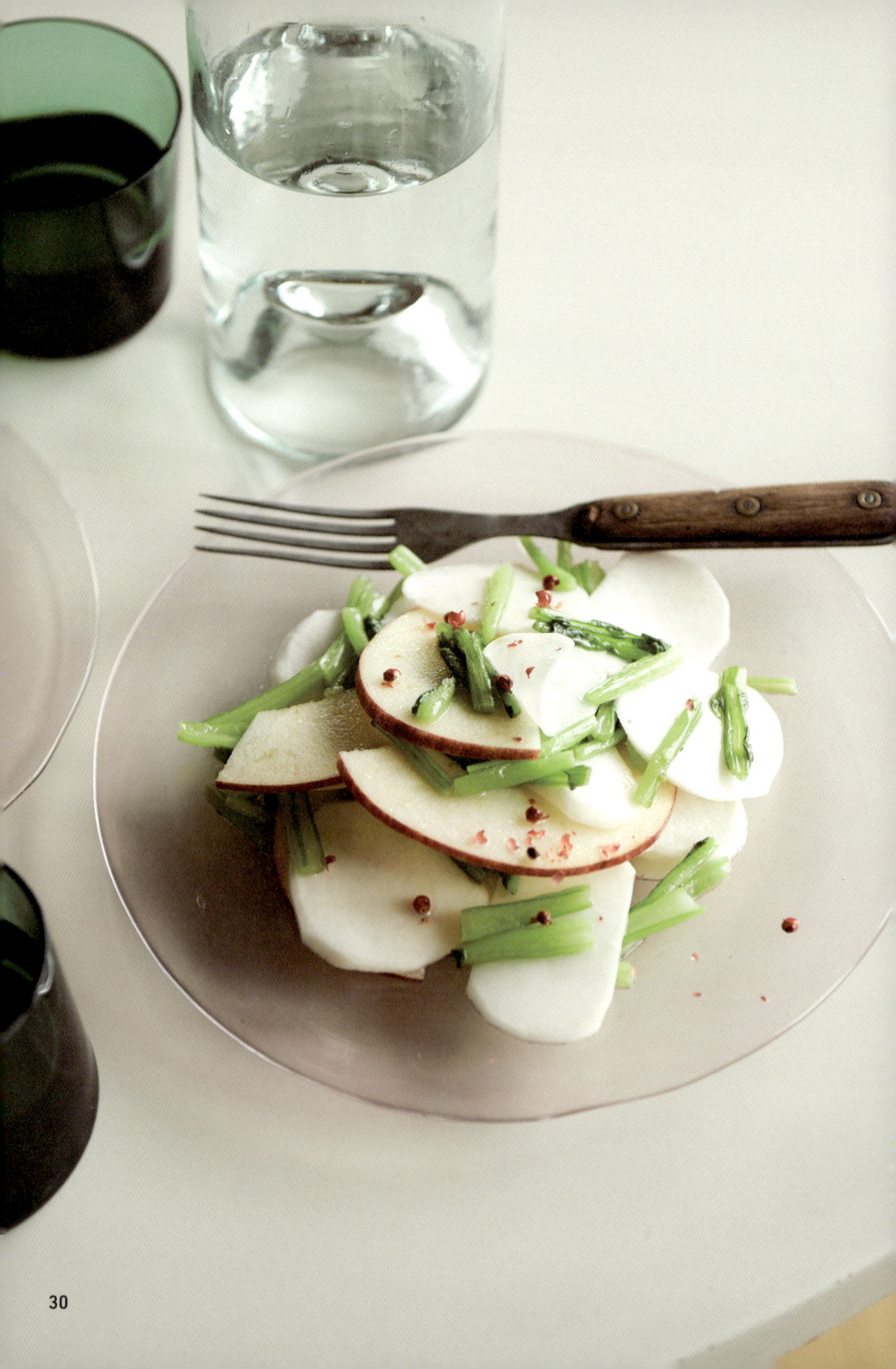

丸ごとかぶとりんごのサラダ

強力な抗酸化作用のあるりんごポリフェノールで、医者いらずの体に！
消化酵素たっぷりのかぶはβカロテン豊富な葉もサラダに入れて
糖化抑制作用のあるりんご酢やにんにくのドレッシングでいただきます。

材料　2～3人分

かぶ……2個（200g）
かぶの葉……2個分（80g）
りんご……小1/2個（正味80g）
ピンクペッパー（好みで）……適量

● ドレッシング

にんにく（すりおろす）……少々
オリーブ油……大さじ1と1/2
はちみつ……小さじ1
りんご酢……大さじ1
塩……小さじ1/4

作り方

❶ かぶは皮をむいて縦に薄切り、りんごは薄い半月切りにする。

❷ かぶの葉は長さ4cmに切って耐熱皿に広げ入れ、ふんわりとラップをかける。電子レンジ（600W）で1分30秒ほど加熱する。冷水にとって冷まし、水気を絞る。

❸ ボウルにドレッシングの材料を混ぜ合わせ、❶・❷を加えて和える。器に盛りつけ、ピンクペッパーを振る。

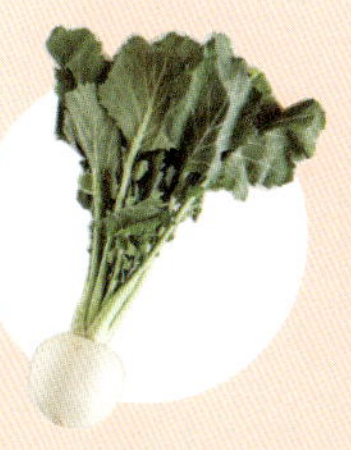

【野菜memo】

葉つきかぶ

かぶは消化酵素や葉酸が豊富で、造血効果も期待できます。さらに葉の部分には糖質の代謝を促進するビタミンB_1・B_2、抗酸化作用のあるβカロテンやビタミンCがたっぷり含まれています。

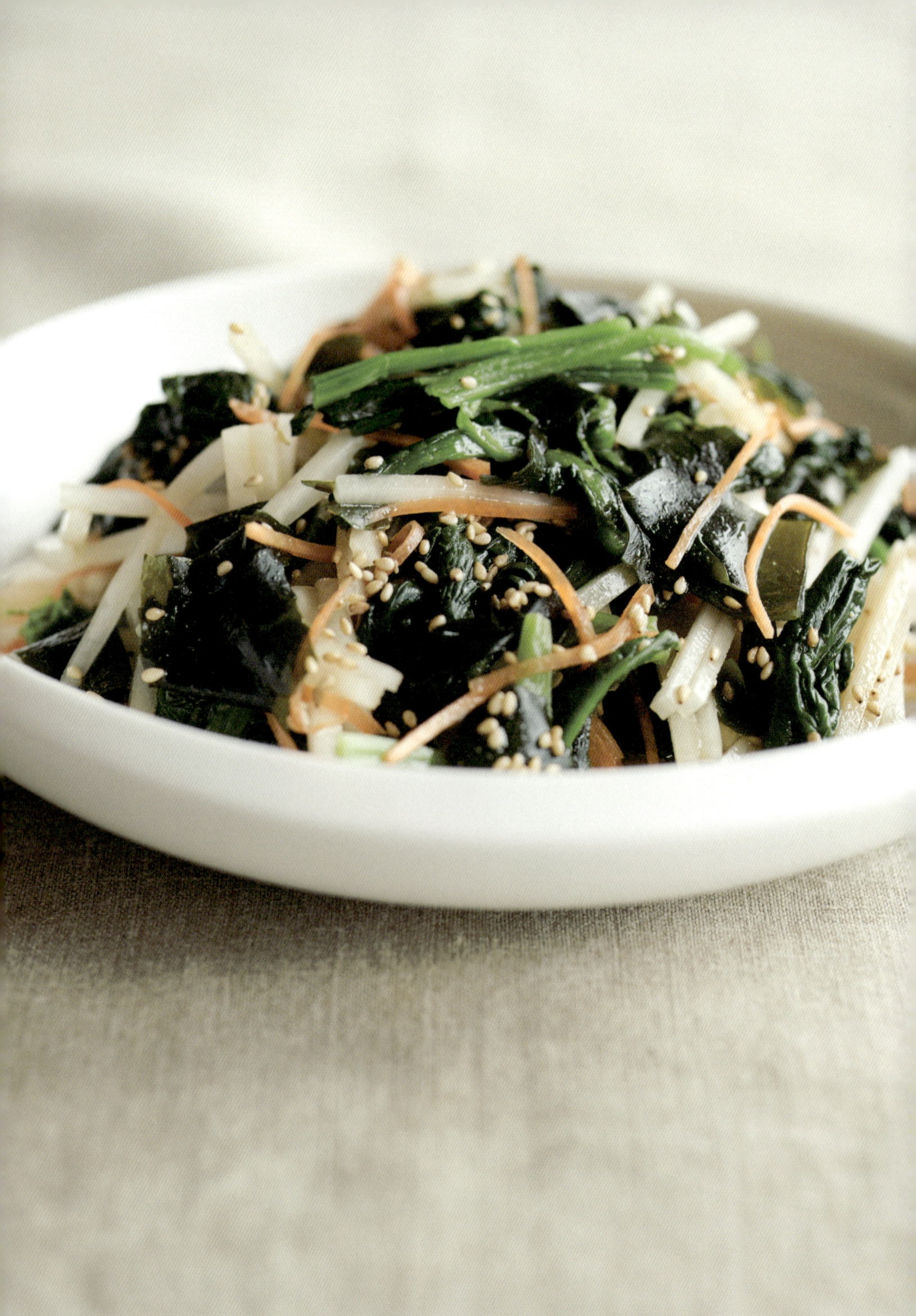

ほうれん草とわかめの中華風大根サラダ

ほうれん草のβカロテンは体内でビタミンAに変換され、抗酸化作用を発揮。
ミネラル豊富なわかめには、血中コレステロールを下げる働きも。
ごまやごま油に含まれるセサミンで活性酸素を抑制します。

材料 2人分

ほうれん草……1束(200g)
カットわかめ(乾燥)……3g
大根……150g
にんじん……20g
塩……少々
白煎りごま……大さじ1/2

●ドレッシング

ごま油……大さじ1と1/2
練りがらし……小さじ1/2
酢……大さじ1
しょうゆ……大さじ1

作り方

❶ たっぷりの熱湯に塩を加え、ほうれん草を茎から入れ、葉も沈めてさっとゆでる。冷水にとって冷まし、水気を絞って長さ5cmに切る。わかめはたっぷりの水に5分ほど浸して戻し、水気を絞る。

❷ 大根は長さ5cmの細切り、にんじんは長さ5cmのせん切りにする。

❸ ボウルにドレッシングの材料を混ぜ合わせ、❶・❷・白煎りごまを加えて和える。

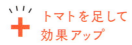

トマトを足して
効果アップ

トマトを刻んで加えてさらに抗酸化アップを。しょうがのせん切りを加えると、味のアクセントにもなって食が進みます。

火を通したほうが
いい野菜も

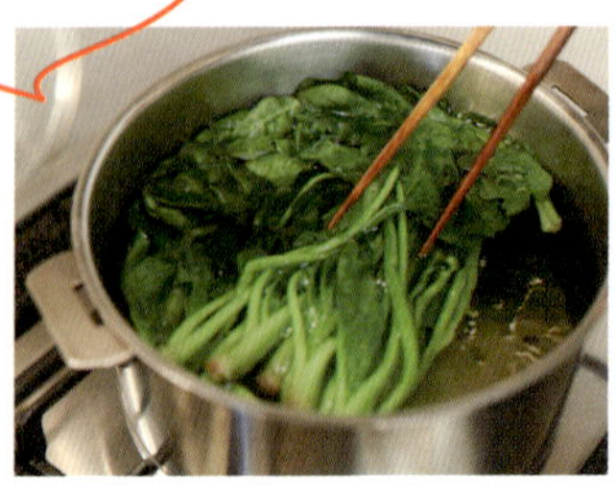

夏野菜は生で、冬野菜は火を通して食べたほうが安心な理由とは？

サラダほうれん草、サラダ小松菜、サラダ水菜など、サラダ用に改良された野菜が増えています。もちろん、サラダ用なので生で食べられます。しかし、ほうれん草、小松菜、水菜などはもともと冬野菜です。エグみや辛みが強く、湯がいてアク抜きしたほうがおいしく食べられます。また、これらの葉物野菜には糖尿病リスクを高める硝酸態窒素という成分が含まれています。ただし、硝酸態窒素は、熱を与えると半分に減らせます。サラダ用に改良された野菜にどれくらい硝酸態窒素が残っているかはわかりませんが、もともとの性質を考えれば、冬野菜は“サラダ”と書いてあっても、軽く湯通しして食べるのがおすすめです。

一方、トマトやきゅうりなどの夏野菜は、安心して生で食べられます。夏野菜か冬野菜か迷ったら、枝にぶら下がってなる野菜は夏野菜と覚えておきましょう。

買った野菜が
余ったら？

簡単で栄養も減りにくい！
サラダにも使える干し野菜を作ろう

余った野菜は干し野菜にすると便利です。葉物はそのまま干し、根菜であれば、スライスして干します。干した野菜は、戻して食べる必要はありません。「水に浸ければ戻る」と思っている人も多いのですが、戻し方にはコツがいります。また、栄養分も抜けてしまいます。乾燥したままなら栄養も旨味も凝縮した状態で食べられます。

たとえば、ごぼうなら、スライサーで薄くスライスして干します。カラカラに乾燥したものをフライパンでちょっと煎る。それを手でクシャクシャと細かくしてパスタやサラダにトッピングすると、香ばしくて歯ごたえもあり、味と食感に変化が出せます。

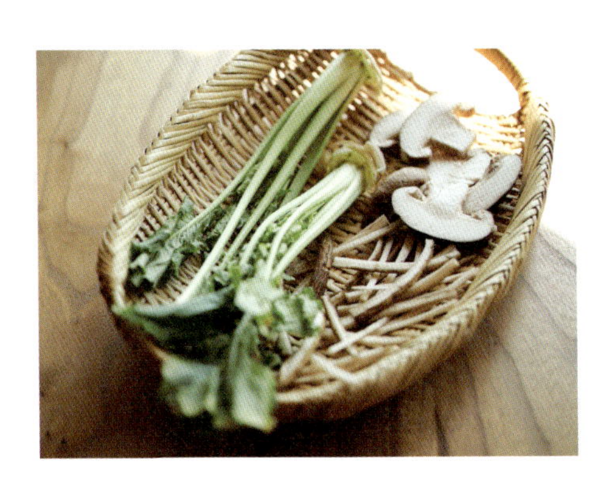

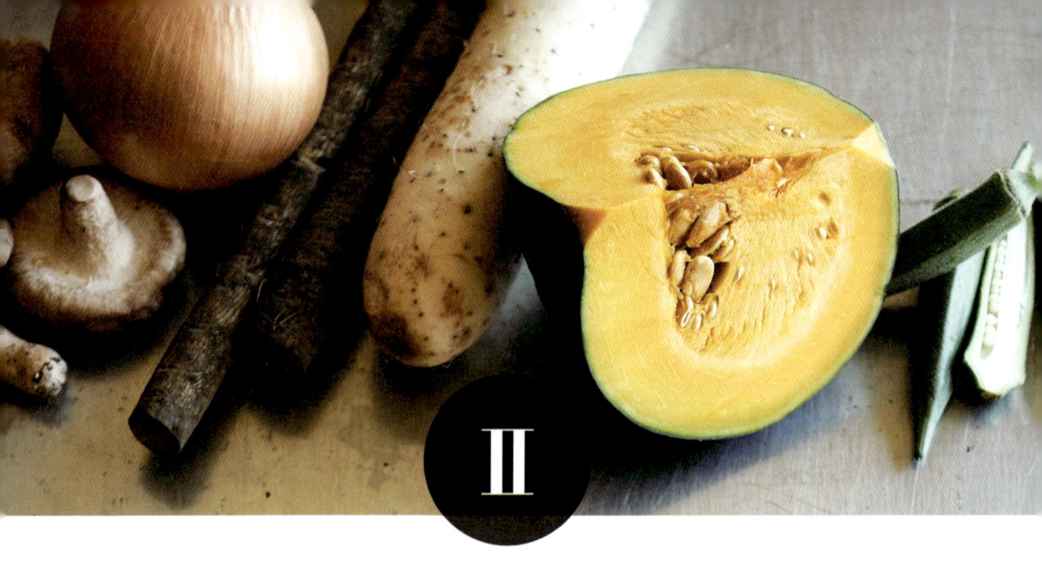

Ⅱ

腸内環境を改善し、免疫力をアップさせるサラダ

水溶性食物繊維を含む野菜で腸内フローラをベストバランスに！

食物繊維には水溶性食物繊維と不溶性食物繊維があります。水溶性食物繊維は、オクラや長いもなどのネバネバ野菜や海藻類に多く含まれていて、水に溶けやすい性質があります。不溶性食物繊維は、ほとんどの野菜に含まれている水に溶けない繊維質です。2つの食物繊維は、腸内でまったく別の働きをします。不溶性食物繊維は、便のかさを増したり、糖や脂肪を吸着します。一方、水溶性食物繊維は、腸の中でゲル状になって便を通りやすくするだけでなく、腸内環境を整える働きがあります。人間の腸内には、腸内フローラを形成する1,000種1,000兆個以上の腸内細菌が存在しているといわれます。水溶性食物繊維は、腸内の善玉菌のエサになりpH（酸アルカリ度）をコントロールし、腸粘膜の防御力を上げ、免疫力をアップします。水溶性食物繊維が不足すると悪玉菌やカンジダ菌の活動が活性化し、腸内環境の悪化による体調不良やがんを引き起こす可能性もあります。

病気にかかりにくい体をつくるには、2つの食物繊維と、腸内細菌のバランスを整える発酵食品、粘膜を強くして栄養素の吸収を高めるビタミンA・Dを合わせてとると効果的です。

理想的な腸内フローラとは？

腸内細菌は、顕微鏡で覗くと、まるで植物が群生しているように見えるところから、「腸内フローラ」と呼ばれています。腸内フローラを構成する細菌のバランスは、善玉菌２割、日和見菌７割、悪玉菌１割がもっともよいといわれています。

善玉菌		日和見菌		悪玉菌
2	:	7	:	1

腸内環境を整える食材

水溶性食物繊維が多い食材	長いも、オクラ、ごぼう、海藻など
不溶性食物繊維が多い食材	エリンギ、きくらげ、しいたけ、豆類、ブロッコリー、しそ、ごま、パセリ、切り干し大根など
ビタミンDが多い食材	きくらげ、しめじ、しいたけなど
ビタミンAが多い食材	モロヘイヤ、にんじん、春菊、豆苗、ほうれん草、かぼちゃ、クレソン、のり、わかめ、小松菜、にら、パセリなど
発酵食品	みそ、塩麹、納豆、キムチ、チーズ、ヨーグルトなど

水溶性食物繊維 ＋ 発酵食品 ＋ ビタミンA・D ＝ 腸管免疫強化

水溶性食物繊維 ＋ 発酵食品 ＋ 不溶性食物繊維 ＝ デトックス作用

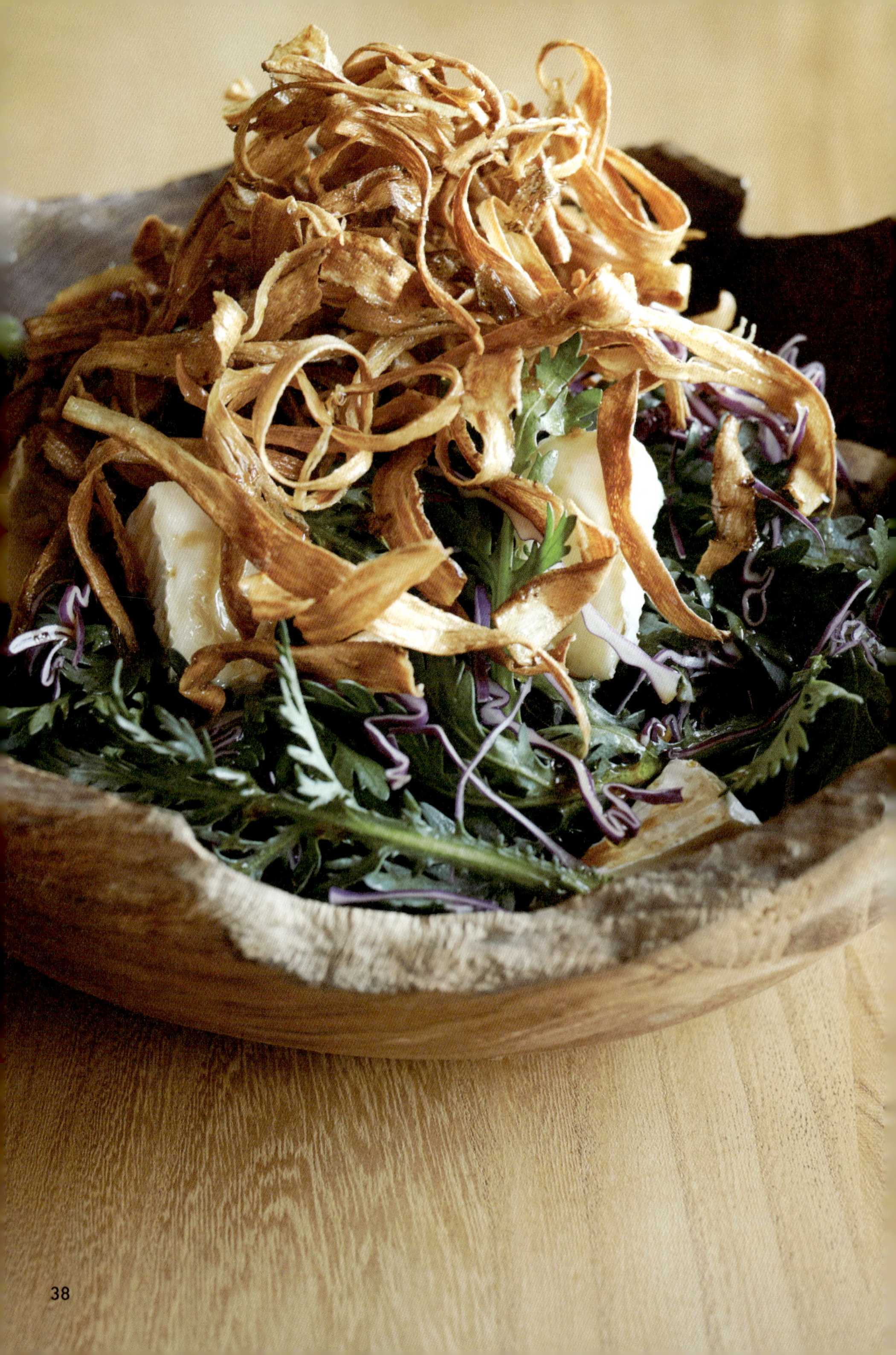

揚げごぼうとカマンベールチーズの春菊サラダ

水溶性食物繊維と不溶性食物繊維の両方がたっぷり入ったごぼうをカリッと揚げて
発酵食品のカマンベールチーズを合わせた、腸が喜ぶサラダ。
春菊の香り成分には胃腸を整える効果があります。

材料 2人分

ごぼう …… 1/2本(80g)
春菊 …… 1/2束(80g)
紫キャベツ …… 小1枚(40g)
カマンベールチーズ …… 1/2個(50g)
揚げ油 …… 適量

● ドレッシング

にんにく(すりおろす) …… 少々
オリーブ油 …… 大さじ1と1/2
酢 …… 大さじ1/2
しょうゆ …… 大さじ1/2
塩 …… 少々

作り方

❶ ごぼうは皮をこそげ、ピーラーで長さ13〜14cmほどの太めのリボン状に削り、5分ほど水にさらして水気を切り、ペーパータオルで水気を拭く。春菊は葉を摘む。紫キャベツはせん切り、カマンベールチーズは6等分に切る。

❷ フライパンに揚げ油を170℃に熱し、ごぼう入れる。ときどき返しながら3〜4分を目安に、泡がほとんど出なくなるまで揚げ、油を切って粗熱をとる。

❸ 春菊・紫キャベツ・カマンベールチーズをざっくりと混ぜて器に盛りつけ、❷をのせる。混ぜたドレッシングをかける。

＋ オクラ&きのこを足して効果アップ

食物繊維が豊富なオクラはゆでて、エリンギ、しいたけなどのきのこは焼いて、食べやすく切って加えると、腸がさらに喜びます。味わいも豊かに。

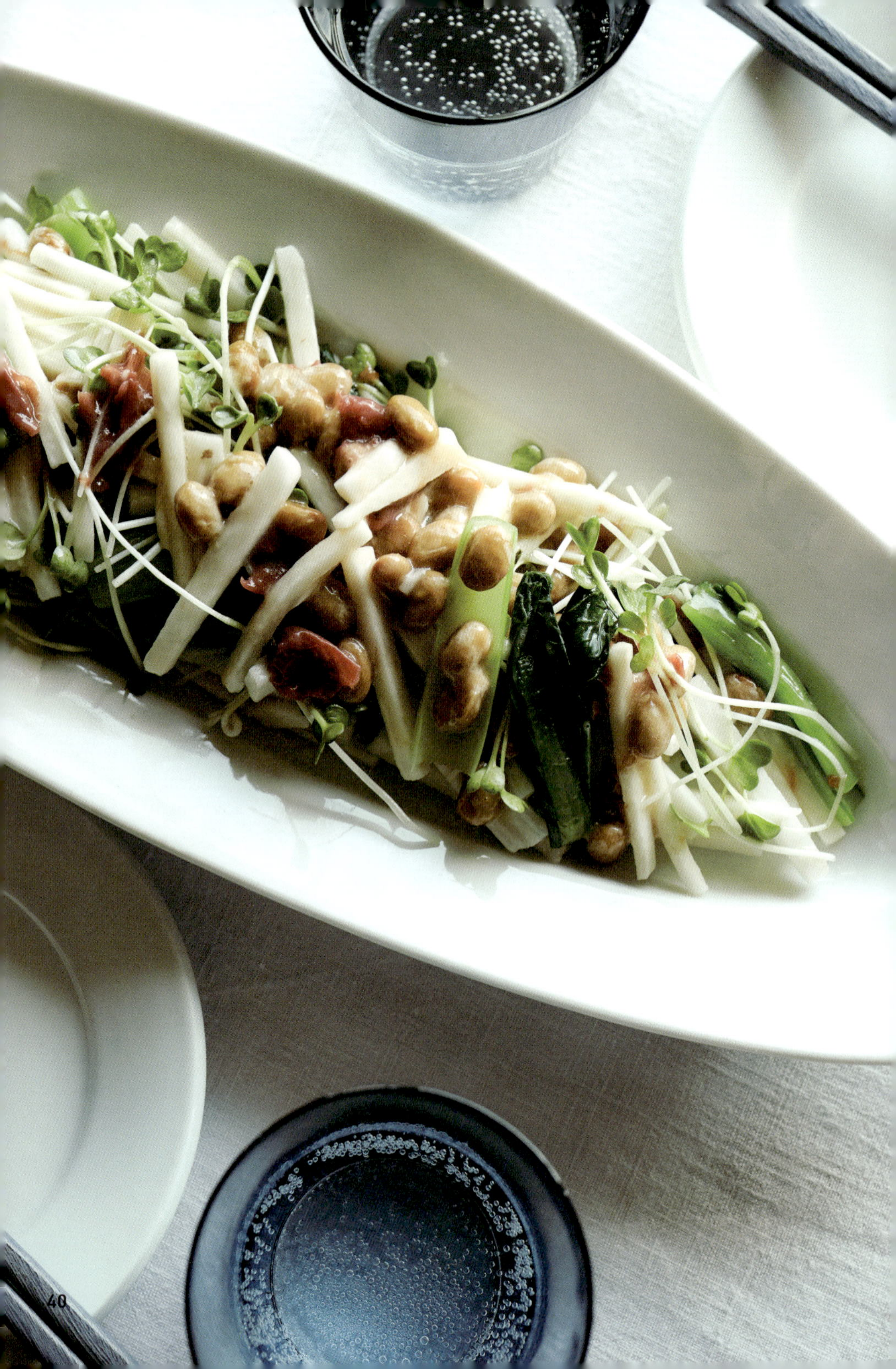

長いもと貝割れ大根の梅納豆サラダ

長いもには水溶性食物繊維だけでなく、ネバネバ成分のムチンなど胃腸によい成分が豊富。
大豆を発酵させた納豆には腸内環境を整える納豆菌が含まれています。
消化酵素たっぷりの貝割れ大根でサラダの彩りも美しく！

材料 2人分

長いも……200g
小松菜……1/2束（100g）
貝割れ大根……1/4パック
納豆……2パック（80g）

● ドレッシング

梅干し（種を除いてちぎる）……1個分（正味15g）
納豆に添付のたれ……2袋
ごま油……大さじ1と1/2
ポン酢しょうゆ……大さじ1

作り方

❶ 長いもは長さ5cmの細切りにする。貝割れ大根は根元を切り落とす。

❷ 小松菜はふんわりとラップに包み、電子レンジ（600W）で1分30秒ほど加熱する。冷水にとって冷まし、水気を絞って長さ5cmに切る。

❸ ボウルにドレッシングの材料を混ぜ合わせ、納豆をほぐして混ぜる。❶・❷を加えて和える。

＋ ごぼう＆わかめを足して効果アップ

ささがきにしてゆでたごぼうや、カットわかめなどの海藻を加えると、さらに快腸！

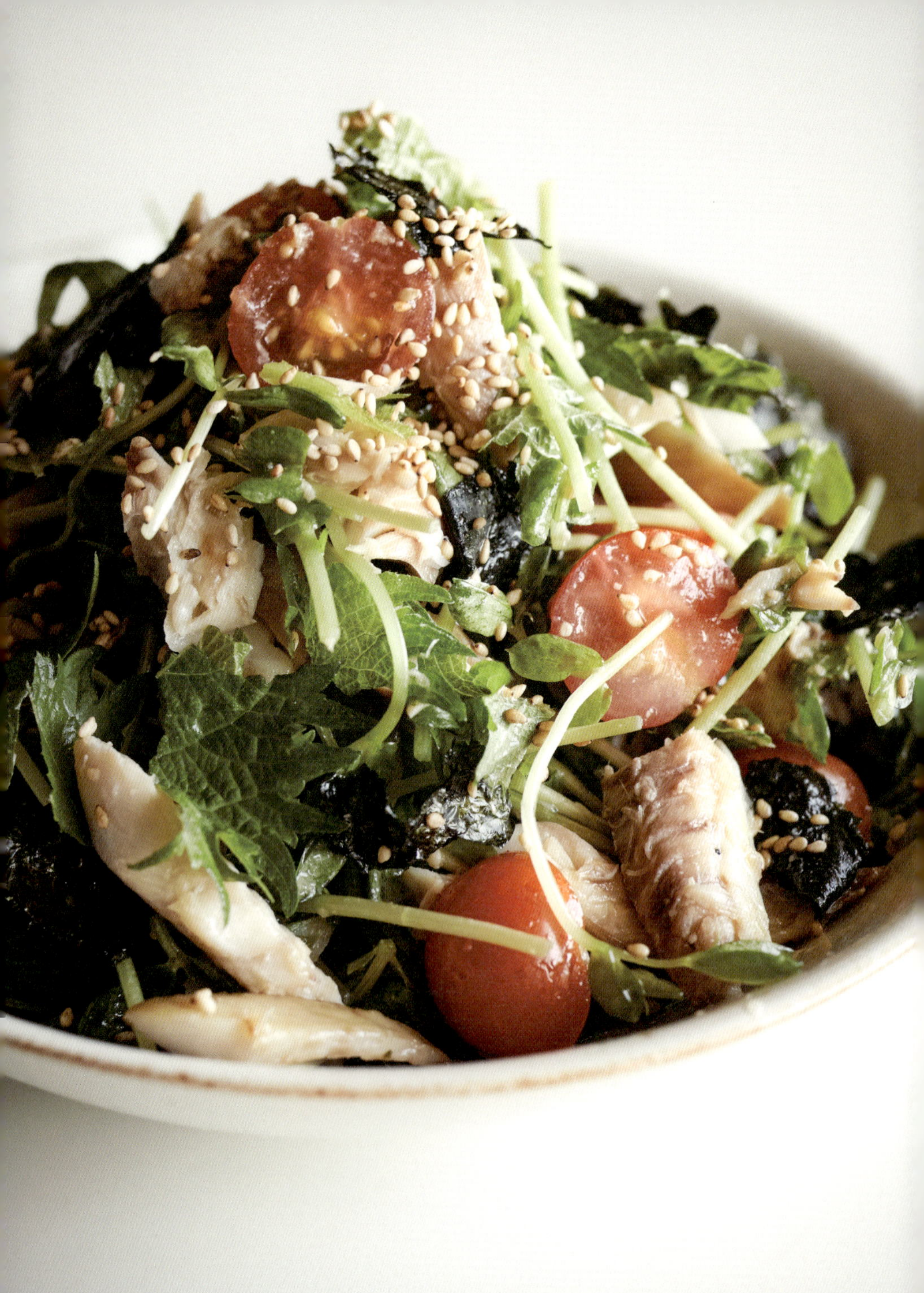

豆苗と干物のみそドレッシングサラダ

豆苗はえんどう豆を発芽させた野菜で、緑黄色野菜と豆の栄養、両方がたっぷりとれます。
免疫力アップに欠かせないビタミンDが豊富な海の幸を取り入れ、
日本人と相性のよい発酵食品のみそをドレッシングに取り入れました。

材料 2人分

あじの干物……小2尾（200g）
豆苗……1パック（正味100g）
ミニトマト……8個
青じそ……6枚
焼きのり……1/2枚
サラダ油……大さじ1/2
白煎りごま……大さじ1/2

●ドレッシング

しょうが（すりおろす）……1/2片分
ごま油……大さじ1と1/2
みそ……大さじ1/2
酢……小さじ1
しょうゆ……小さじ1/2

作り方

❶ あじを魚焼きグリル（両面焼き）で5分ほど焼く。粗熱をとり、骨を除きながら粗くほぐす。

❷ 豆苗は根元を切り落とし、半分の長さに、ミニトマトは縦半分に切る。青じそ・焼きのりは手で小さくちぎる。

❸ ボウルにドレッシングの材料を混ぜ合わせ、❶・❷を加えて和える。器に盛りつけ、白ごまを振る。

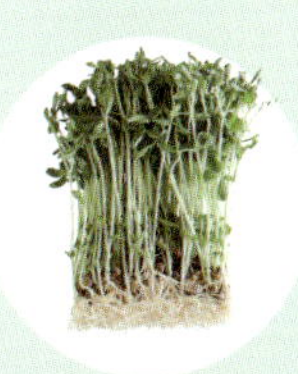

【野菜memo】

豆苗

βカロテンやビタミンCが豊富なだけでなく、ビタミンB1・B2・B6が小松菜よりも多く、さらにタンパク質もたっぷりとれます。水溶性食物繊維も多く、腸内細菌のバランスを整える働きにも貢献します。

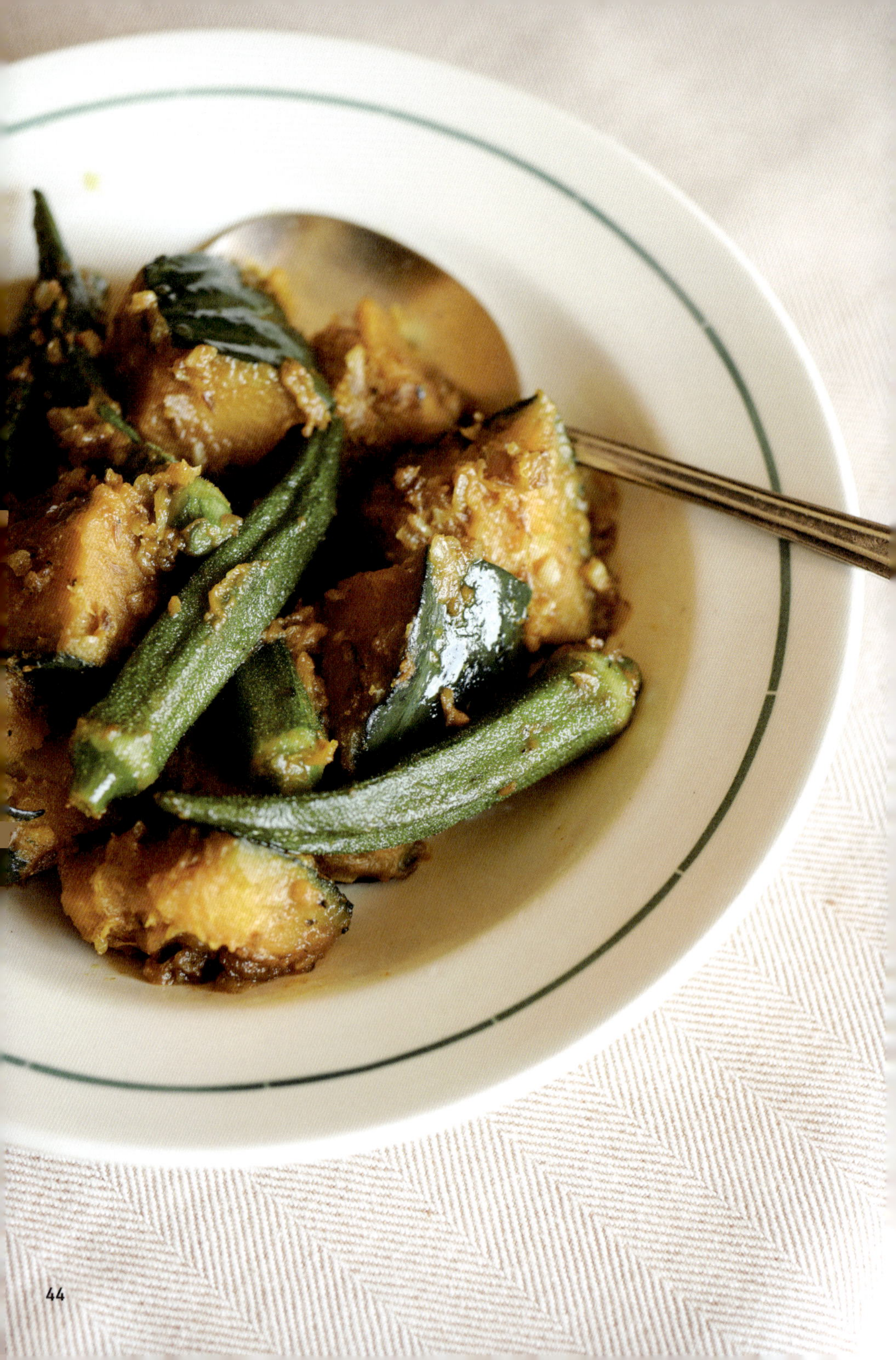

かぼちゃとオクラのインド風ホットサラダ

不溶性食物繊維が豊富なかぼちゃとネバネバ野菜のオクラを組み合わせて、
デトックスと整腸作用の両方が期待できるサラダ。
お通じや消化に効果的なクミンシードを味のアクセントに。

材料 2人分

かぼちゃ……小 1/4 個（正味 250g）
オクラ……6 本
玉ねぎ（みじん切り）……1/4 個分
にんにく（みじん切り）……1 片分
オリーブ油……大さじ 1
クミンシード……小さじ 1/2
塩……少々
水……1/2 カップ

●合わせ調味料

カレー粉……小さじ 1
塩……小さじ 1/3
粗びき黒こしょう……少々

作り方

❶ かぼちゃは、種・ワタを除いてひと口大に切る。オクラはガクをむき、塩をこすりつけて洗う。

❷ フライパンにオリーブ油・クミンシード・にんにくを入れて中火にかける。香りがたったら玉ねぎを入れ、しんなりとするまで 2 分ほど炒める。❶を加え、全体に油が回るまで炒め、合わせ調味料を加え、さっと炒める。

❸ かぼちゃの皮面を下にして並べ、水を加える。フタをして中火のまま 7〜8分蒸し煮にする。かぼちゃに竹串がスーッと通るようになったら、水分を飛ばしながらさっと炒め合わせる。

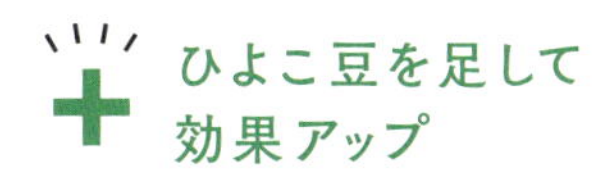

不溶性食物繊維が多いひよこ豆をゆでて加えると、腸が活発になるうえ、食べごたえも抜群に。

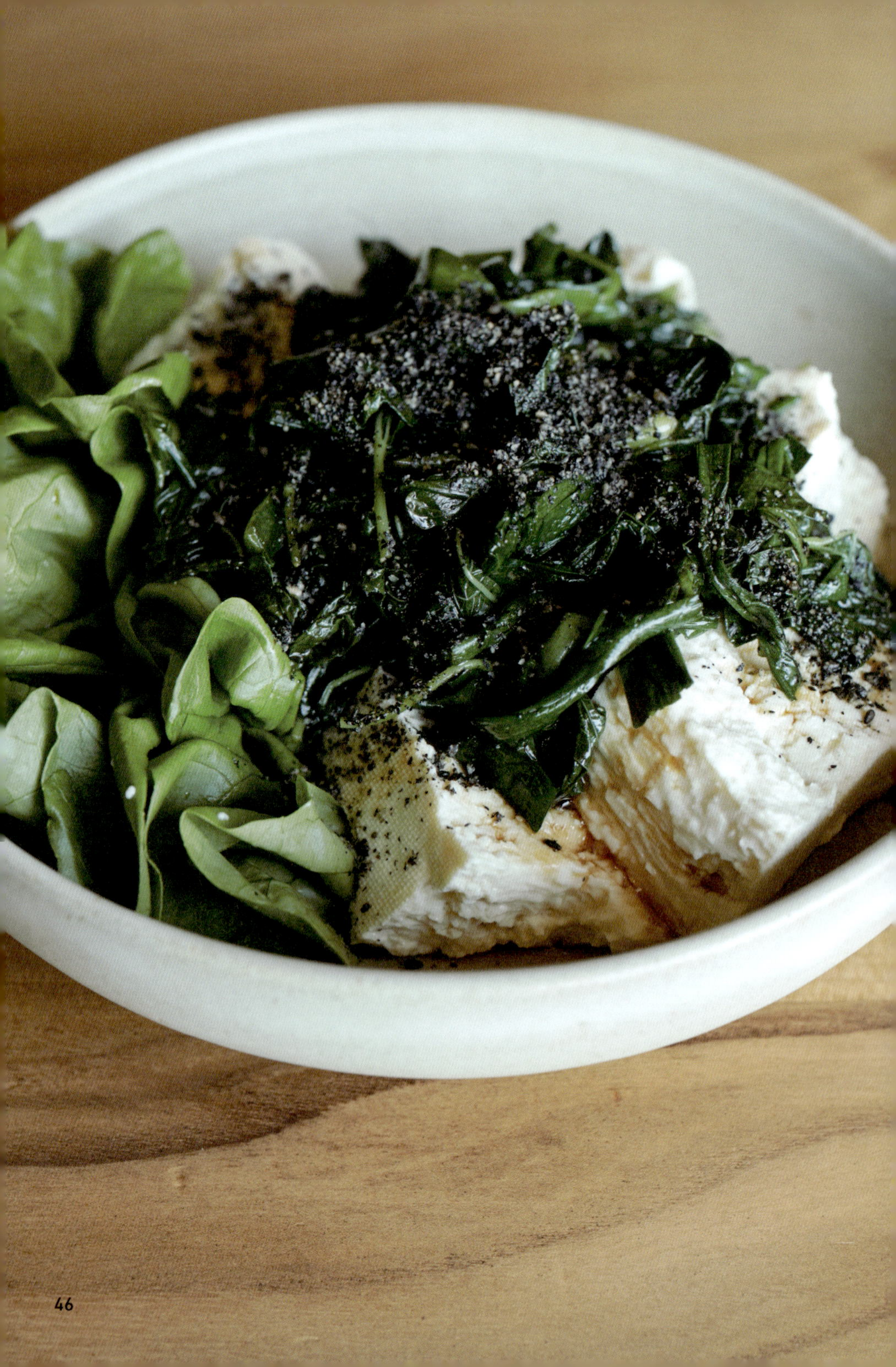

モロヘイヤとにらの香味豆腐サラダ

モロヘイヤは不溶性食物繊維の量が野菜の中でもトップクラスで、デトックス効果大。
にらに含まれる「アリシン」は、疲労を回復し免疫力を上げる働きがあります。
豆腐には、腸内の善玉菌を増やすオリゴ糖が含まれています。

材料 2人分

モロヘイヤ……………………1束(100g)
にら……………………1/3束(30g)
木綿豆腐……………………小1丁(200g)
サラダ菜……………………1/3株
塩……………………少々
黒すりごま……………………適量

●ドレッシング

ごま油……………………大さじ1と1/2
しょうゆ……………………大さじ1
砂糖……………………小さじ1/2

作り方

❶ 豆腐はペーパータオルで包み、同量程度の重石をして15分ほどおいて水切りし、食べやすく手でちぎる。サラダ菜は食べやすくちぎる。モロヘイヤは葉を摘む。

❷ たっぷりの熱湯に塩を加え、モロヘイヤ・にらをさっとゆでる。冷水にとって冷まし、水気を絞ってざく切りにする。ボウルにドレッシングの材料を混ぜ合わせ、モロヘイヤ・にらを加えて混ぜる。

❸ 器に❶を盛りつけ、❷をのせ、黒すりごまを振る。

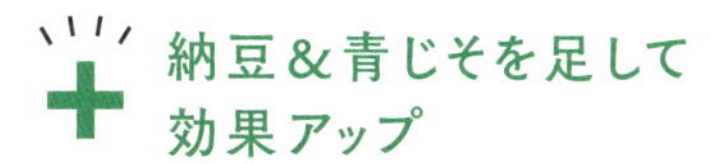

発酵食品の王様・納豆を加えたり、食物繊維豊富な青じそをちらすと、いちだんと腸内環境が整う効果が望めます。

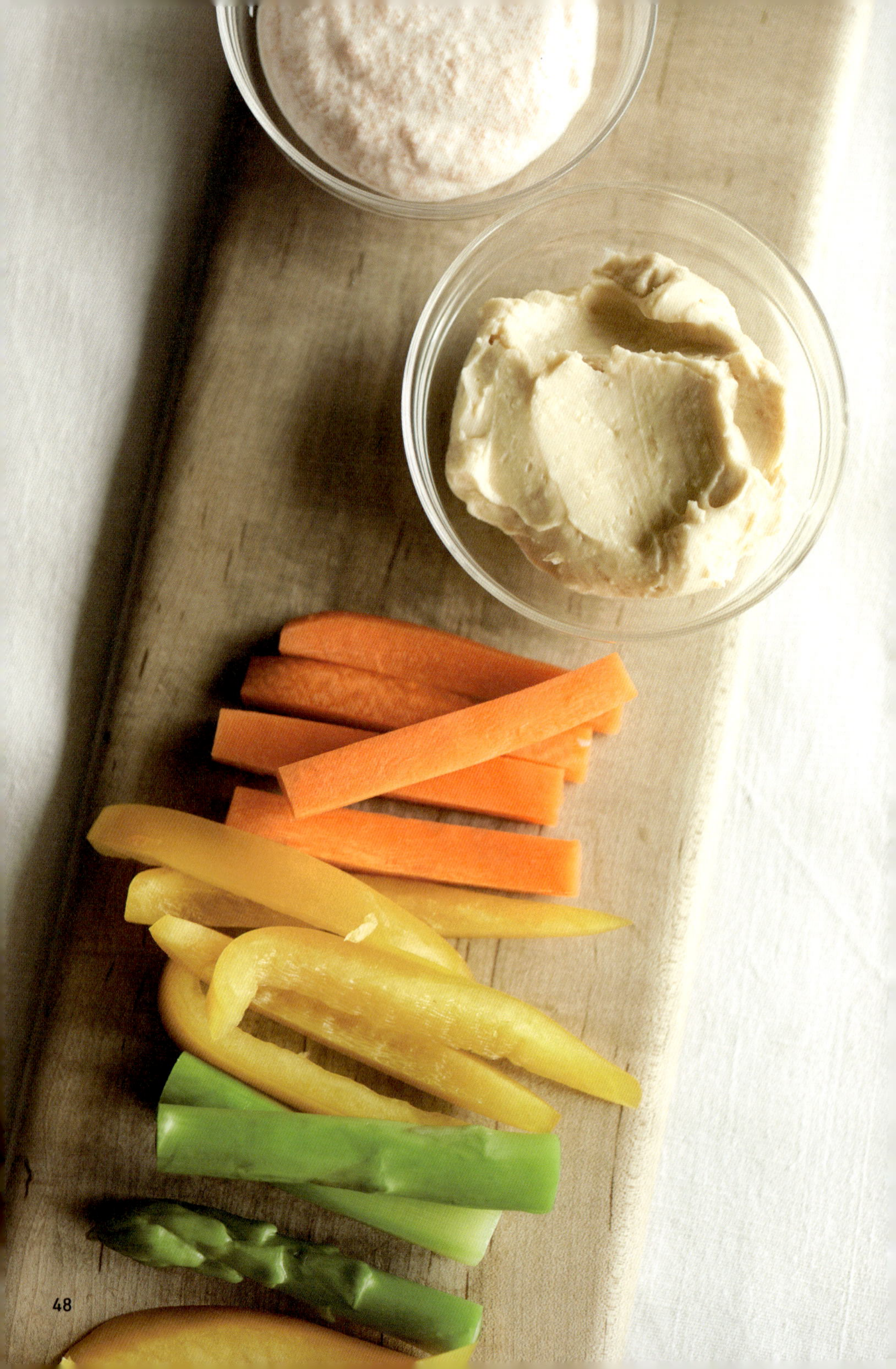

2色ディップのスティックサラダ

パプリカやにんじんなど、カラフルな緑黄色野菜には腸管免疫を上げるビタミン類が豊富。アスパラガスの不溶性食物繊維は腸のデトックスを助けます。ディップには腸内細菌を活性化する発酵食品をたっぷり。好みの野菜でいろいろ試してみてください！

材料 作りやすい分量

黄パプリカ……1/2個
にんじん……1/3本（50g）
グリーンアスパラガス……1本

●みそクリームディップ

クリームチーズ（室温に戻す）……50g
みそ……小さじ2
牛乳……小さじ1

●ヨーグルトディップ

水切りヨーグルト※……大さじ3
たらこ（ほぐす）……大さじ1
にんにく（すりおろす）……少々

※水切りヨーグルトの作り方
ボウルにざるを重ねてペーパータオルを敷き、プレーンヨーグルトを入れる。ラップをかけ、冷蔵庫でひと晩ほどおいて半量ほどになるまで水気を切る。

作り方

1. アスパラガスは根元の硬い部分をピーラーでむく。熱湯で2分ほどゆでて冷水にとり、長さ3等分に切る。黄パプリカ・にんじんはスティック状に切る。
2. ディップの材料をそれぞれ混ぜる。

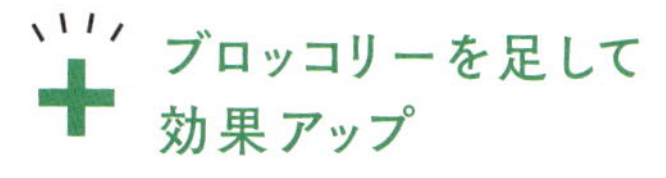

食物繊維豊富なブロッコリーを足すのもおすすめです。きゅうり、セロリ、オクラなど、好きな野菜をいろいろ試してみましょう。

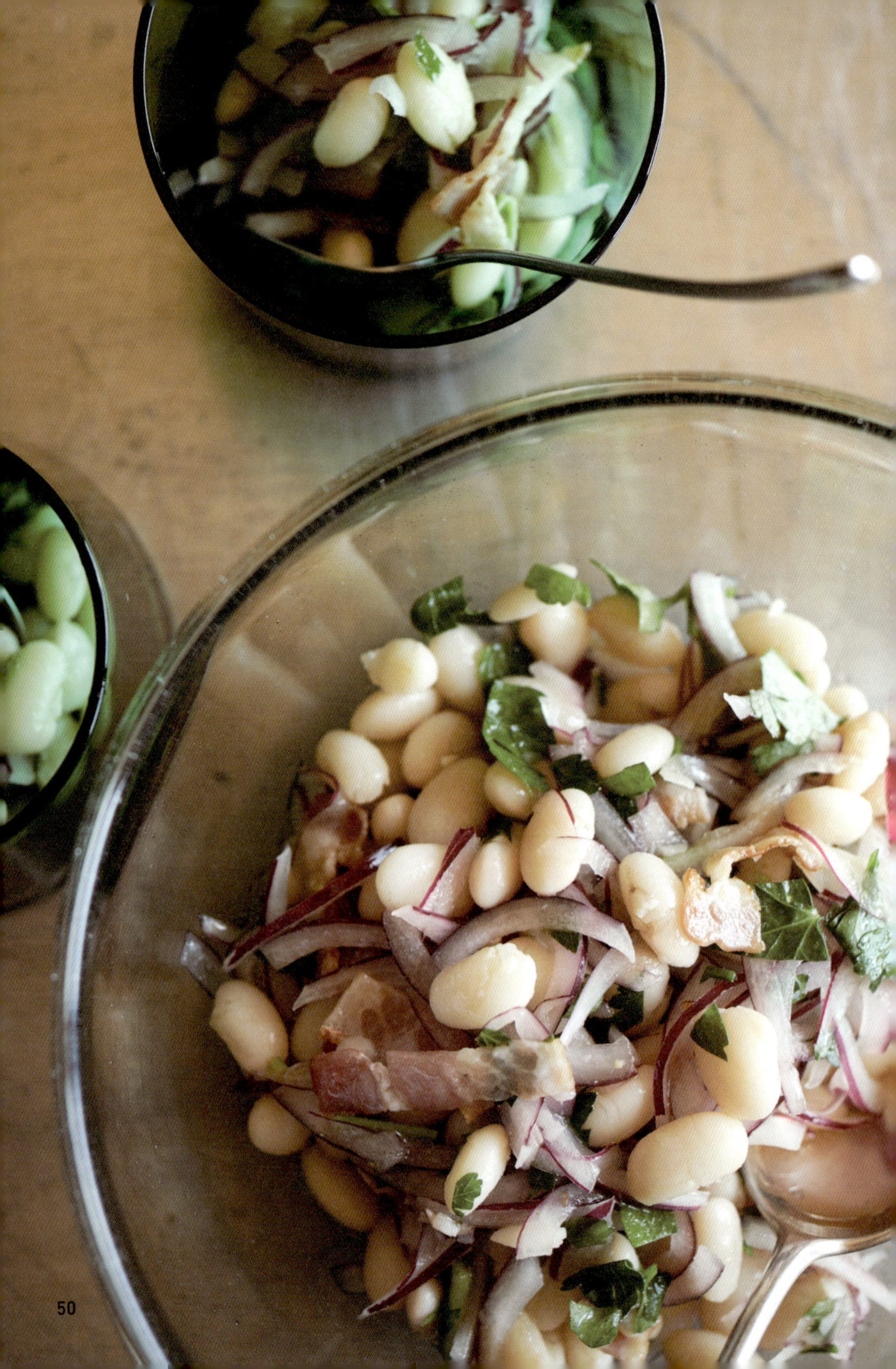

白いんげん豆とベーコンのビネガーサラダ

ビタミンやミネラルが豊富な白いんげん豆は、ゆでると食物繊維の量がアップ。
紫たまねぎはサラダの彩りを美しくするだけでなく、
善玉菌を増やすオリゴ糖を含み、ビネガーとの相性も◎。

材料 2～3人分

白いんげん豆（ゆでたもの※）……… 200g
ベーコン……… 2枚
紫玉ねぎ……… 1/4個
イタリアンパセリ……… 3本

●ドレッシング

オリーブ油……… 大さじ2
白ワインビネガー……… 大さじ1
塩……… 小さじ1/4
こしょう……… 少々

※いんげん豆のゆで方

乾燥した白いんげん豆80gをゆでると、約200gになる。白インゲン豆は3倍程度の水に浸し、ひと晩おいて戻す。浸していた水ごと鍋に入れて中火にかける。煮立ったら、豆がしっかりと浸るまで水を加え、もう一度煮立ったらアクをとる。弱火で45分～1時間を目安に（豆の大きさによる）ゆでる。途中、ゆで汁が少なくなってきたら適宜、水を加える。指で押してみてつぶれるくらいが目安。

作り方

❶ ベーコンは細切り、紫玉ねぎは横半分に切って縦に薄切りに、イタリアンパセリは粗みじんに切る。

❷ フライパンにベーコンを入れて中火で熱し、軽く焼き色がつくまで炒める。

❸ ボウルにドレッシングの材料を混ぜ合わせ、白いんげん豆・紫玉ねぎ・イタリアンパセリ・❷を加えて和える。

＋ しいたけを足して効果アップ

炒めたしいたけを加えると、栄養効果だけでなく、食べごたえもアップします。

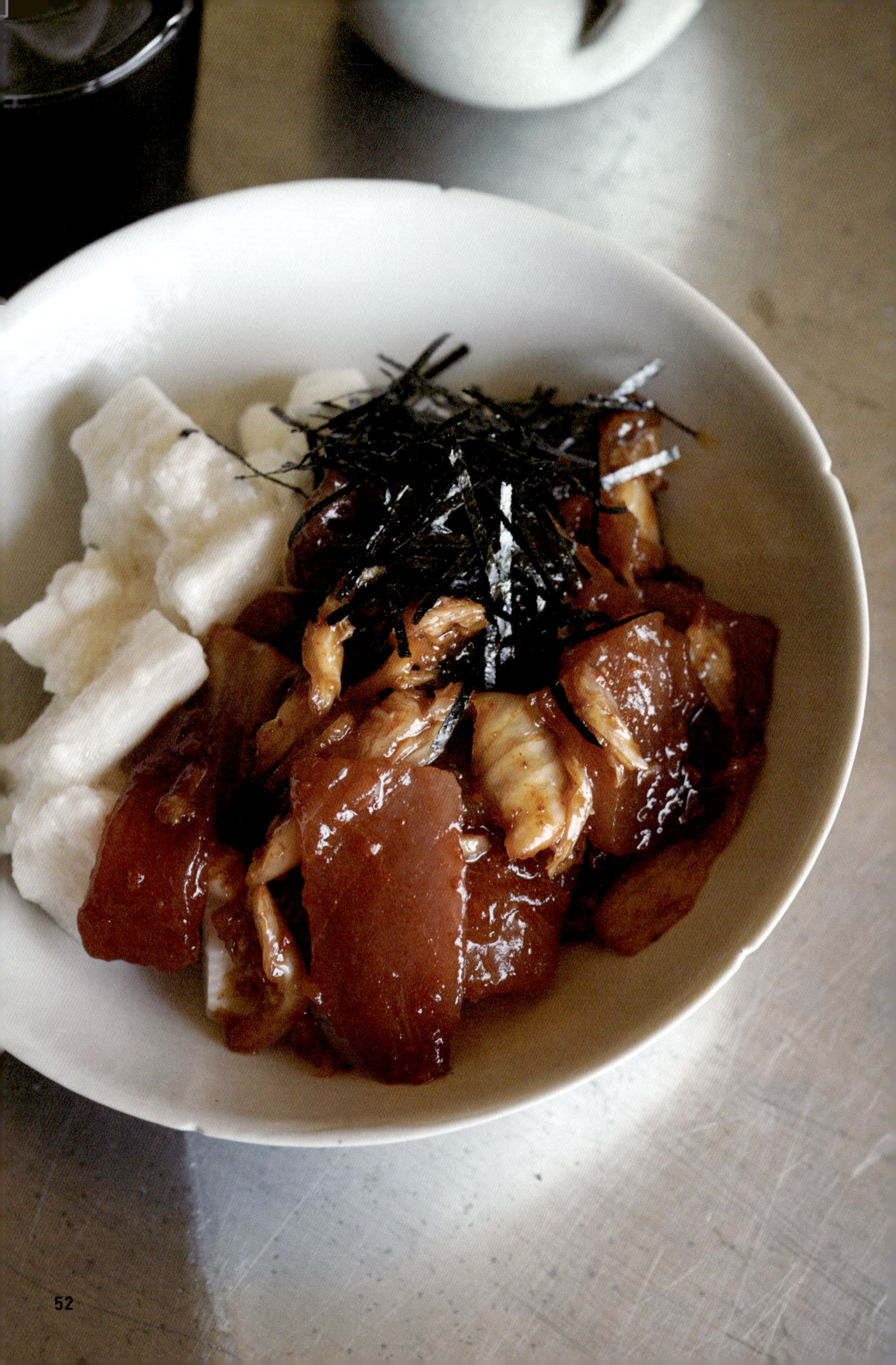

たたき長いもとまぐろのピリ辛サラダ

まぐろは免疫力強化に欠かせないビタミンDがたっぷりとれる食材。
長いもの消化酵素がまぐろの栄養を効率よく吸収させてくれます。
味つけにもなる白菜キムチは乳酸菌の宝庫です。

材料　2人分

長いも……250g
まぐろ赤身切り落とし（刺身用）…120g
白菜キムチ（カットタイプ）……60g
刻みのり……適量

●ドレッシング

ごま油……大さじ1と1/2
豆板醤……小さじ1/3
しょうゆ……大さじ1

作り方

❶ 長いもは皮をむく。大きめに切ってポリ袋に入れ、麺棒でたたいて食べやすく割る。

❷ ボウルにドレッシングの材料を混ぜ合わせ、白菜キムチ・まぐろを加えてよく混ぜる。

❸ 器に❶を盛りつけ、❷・刻みのりをのせる。

オクラ＆青じそ＆白ごまを足して効果アップ

ゆでて輪切りにしたオクラを加えたり、青じそのせん切り、白ごまをトッピングして、いっそう腸を活性化する一品に。

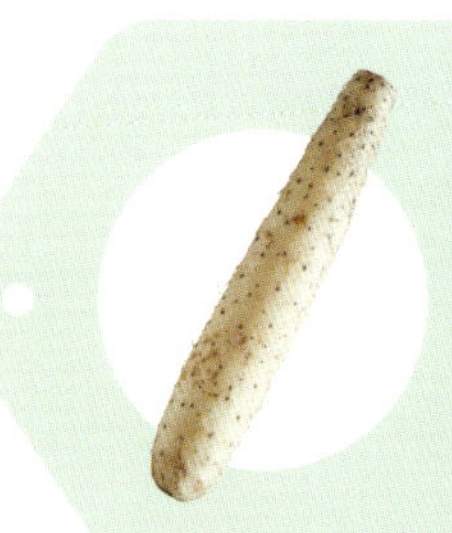

【野菜memo】

長いも

長いもはビタミンやミネラル類が豊富に含まれているだけでなく、ジアスターゼやアミラーゼといった消化酵素も豊富で、ほかの食品の消化や栄養素の吸収にも力を発揮します。またネバネバ成分のムチンは腸の粘膜を保護し、善玉菌の増殖に貢献してくれます。

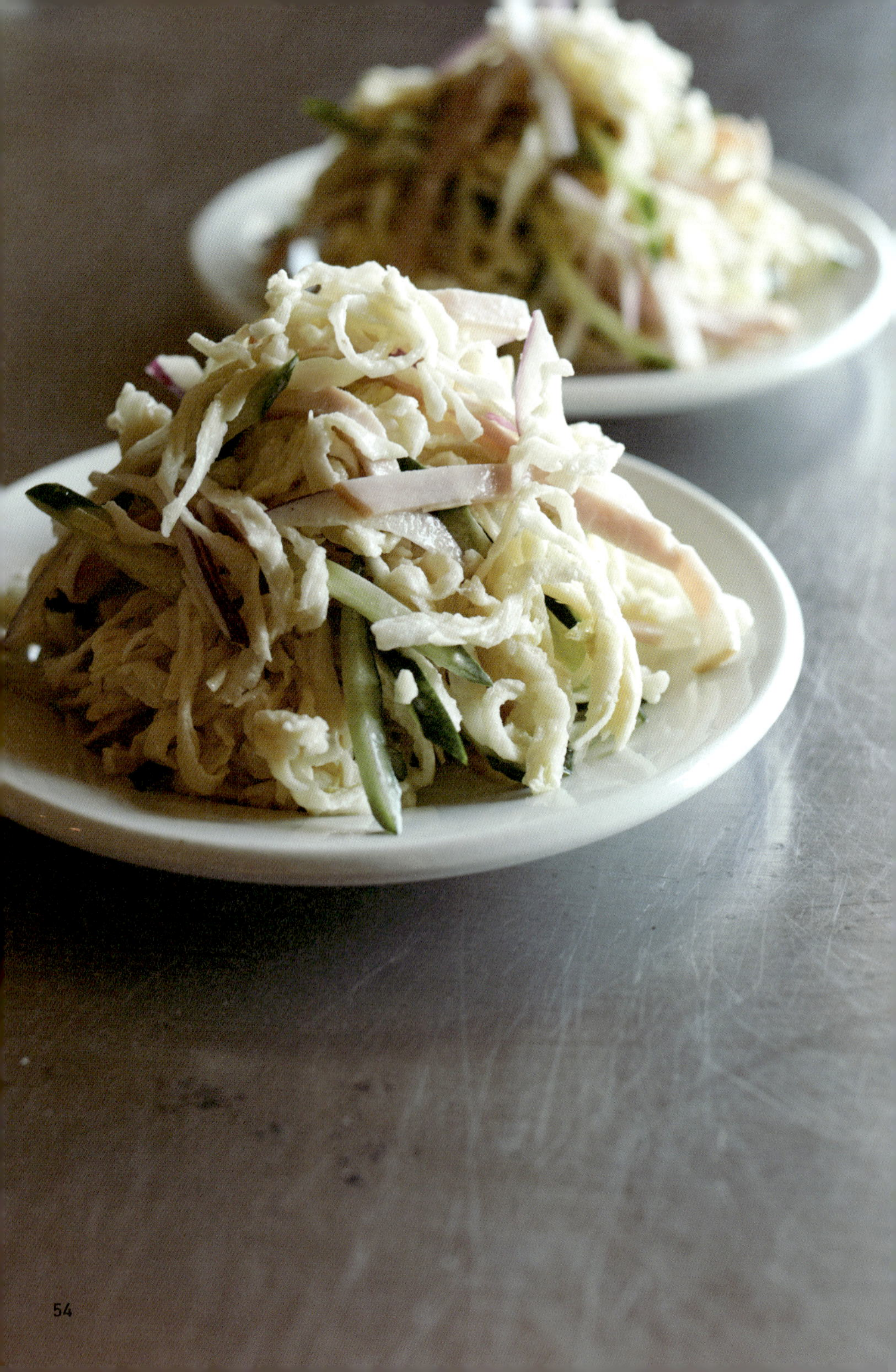

切り干し大根のコールスロー

生の大根より栄養素が凝縮した切り干し大根は、食物繊維が効率よくとれる優れもの。
きゅうりや紫玉ねぎと合わせた爽やかな味わいのサラダです。
根菜+オリーブ油は便秘解消効果も期待できます。

材料 2人分

切り干し大根	30g
きゅうり	1/2本
ハム	2枚
紫玉ねぎ	1/8個

●ドレッシング

マヨネーズ	大さじ2
オリーブ油	少々
レモン汁	小さじ1
塩	ひとつまみ
こしょう	少々

作り方

❶ 切り干し大根はさっとすすぎ、たっぷりの水に10分ほど浸して戻し、水気を絞る。きゅうり・ハムは細切り、紫玉ねぎは縦に薄切りにする。

❷ ボウルにドレッシングの材料を混ぜ合わせ、❶を加えて和える。

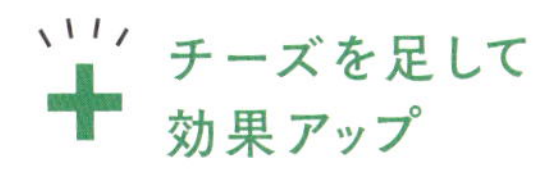

角切りにしたチーズを加えると、腸管免疫を強くします。またこくも加わって、違ったおいしさになります。

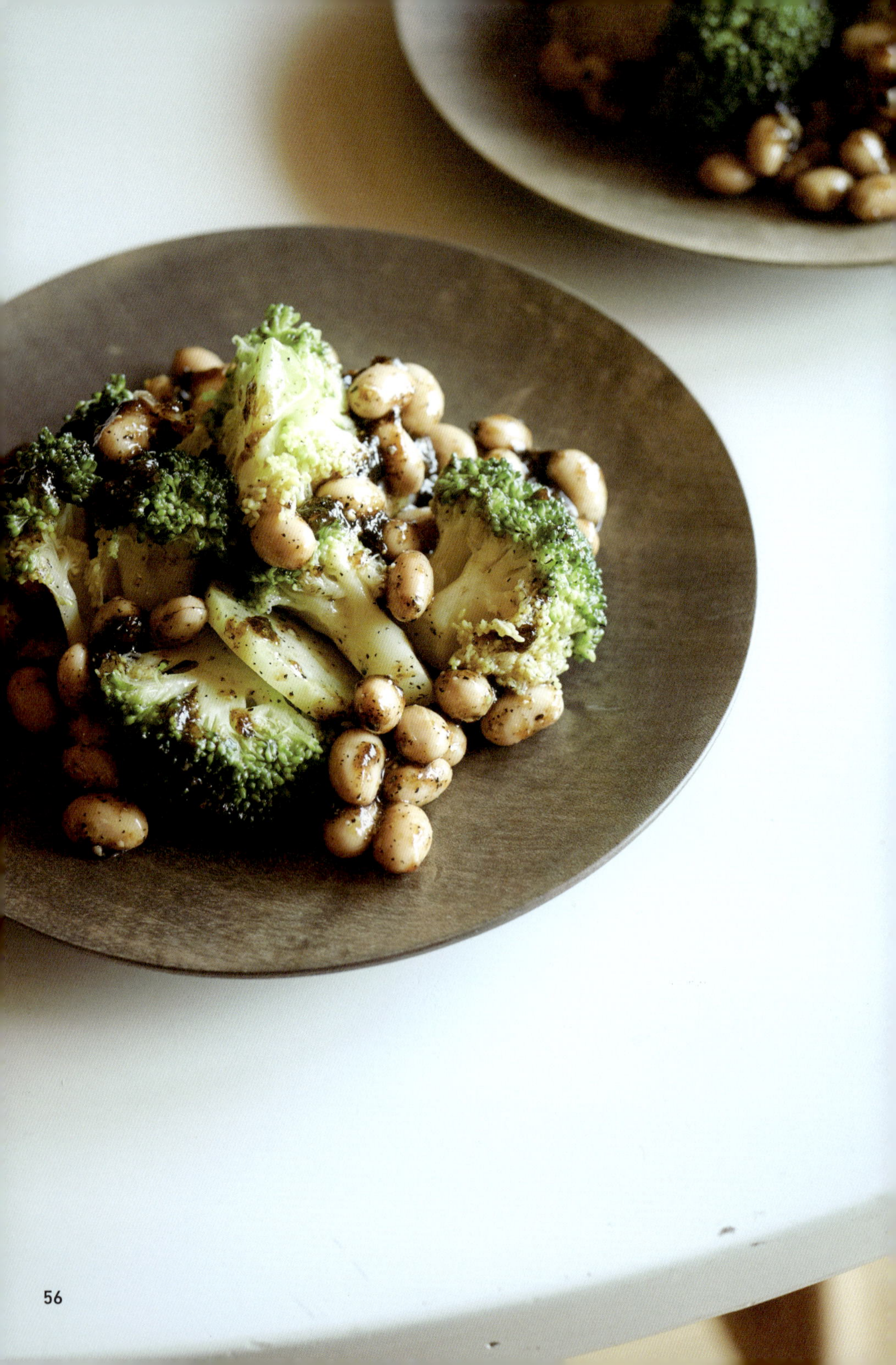

ブロッコリーと大豆ののりサラダ

ブロッコリーは**不溶性食物繊維**たっぷりで腸の健康を守ってくれる野菜です。
大豆に含まれる**大豆オリゴ糖**には、
便秘解消や腸内の善玉菌を活性化させる働きがあります。

材料 2人分

ブロッコリー……小1株(200g)
大豆(水煮缶)……1缶(120g)
塩……少々

● ドレッシング

のり佃煮……大さじ1と1/2
黒すりごま……大さじ1/2
ごま油……大さじ1と1/2
塩……少々

作り方

❶ ブロッコリーは小房に分け、軸は皮をむいて5㎜幅の輪切りにする。

❷ 熱湯に塩を加え、ブロッコリーを2分30秒ほどゆでる。ざるに上げ、水気を切る。

❸ ボウルにドレッシングの材料を混ぜ合わせ、ブロッコリー・大豆を加えて和える。

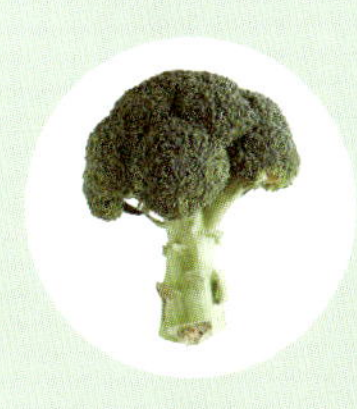

【野菜memo】

ブロッコリー

ビタミンCがレモンより豊富で、βカロテン、ビタミンK・E、葉酸など多様な栄養素がたっぷり。食物繊維の含有量も野菜の中ではトップクラスで、特に不溶性食物繊維が多く、便秘解消や腸内のデトックスに力を発揮します。

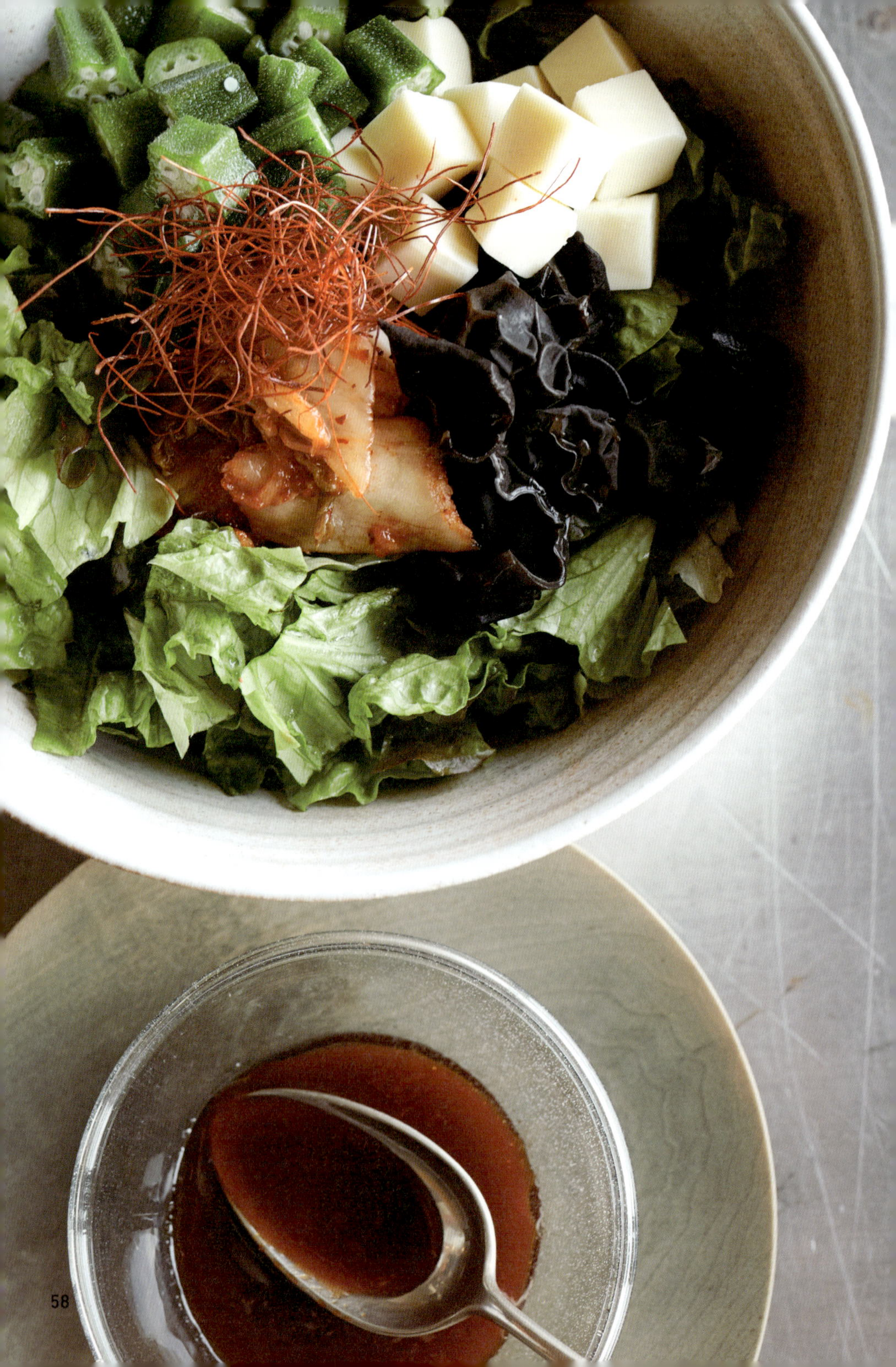

オクラとキムチの韓国風チョップトサラダ

オクラのネバネバ成分ムチンやペクチンとキムチの乳酸菌は、
腸内環境を整える効果をアップする強力な組み合わせ。
サニーレタスときくらげにも食物繊維が豊富です。

材料 2人分

- サニーレタス……100g
- きくらげ（乾燥）……3g
- オクラ……6本
- 白菜キムチ（カットタイプ）……60g
- プロセスチーズ……50g
- 塩……適量
- 糸唐辛子（好みで）……適量

● ドレッシング

- ごま油……大さじ1
- コチュジャン……大さじ1
- 酢……小さじ1
- しょうゆ……大さじ1/2
- 砂糖……大さじ1

作り方

❶ サニーレタスは2～3cm四方に刻む。きくらげはたっぷりの水に15分ほど浸して戻す。オクラは塩（少々）をこすりつけて洗う。プロセスチーズは1.5cm角に切る。

❷ たっぷりの熱湯に塩（少々）を加え、きくらげをさっとゆで、水気を切って冷まし、硬い部分を除いて半分程度に切る。続いてオクラを入れ、3分ほどゆで、冷まして小口切りにする。

❸ 器にサニーレタス・プロセスチーズ・白菜キムチ・❷を盛りつけ、混ぜたドレッシングをかける。糸唐辛子を添え、混ぜながら食べる。

＋ 玉ねぎを足して効果アップ

水にさらした薄切り玉ねぎを加えると、さらに腸が活性化します。キムチとの相性も◎。

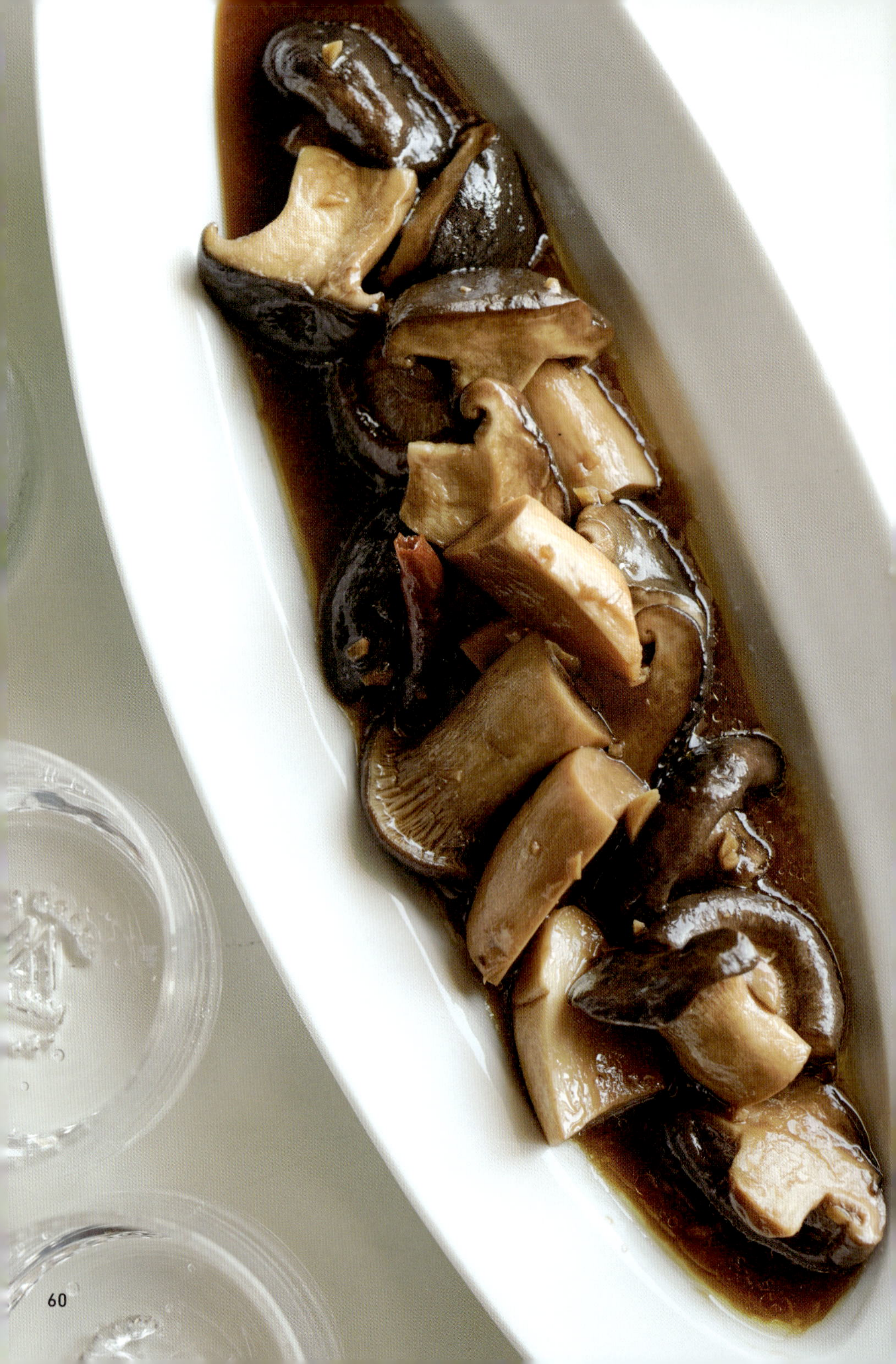

きのこのバルサミコじょうゆサラダ

きのこ類には、腸のぜん動運動や便秘解消に効果的な不溶性食物繊維がたっぷり。
しいたけの香り成分には免疫力・抵抗力を上げる効果があります。
エリンギには整腸作用を助けるオリゴ糖も含まれています。

材料 2人分

しいたけ……5枚（100g）
エリンギ……2本（100g）
にんにく（みじん切り）……1/2片分
赤唐辛子（種を除く）……1本

●ドレッシング

オリーブ油……大さじ2
バルサミコ酢……大さじ1/2
しょうゆ……大さじ1

作り方

❶ しいたけは石づきを除いて半分に、エリンギは長さ半分に切って縦半分に切る。

❷ 耐熱ボウルにドレッシングの材料を混ぜ、❶・にんにく・赤唐辛子を加えてさっと混ぜる。ふんわりとラップをかけ、電子レンジ（600W）で4分ほど加熱する。ざっと混ぜ、冷ましながら味をなじませる。

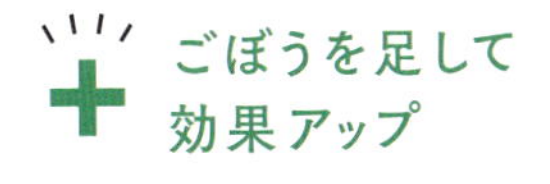

ささがきごぼうを加えると、腸が活発になるだけでなく、食感も楽しくなります。

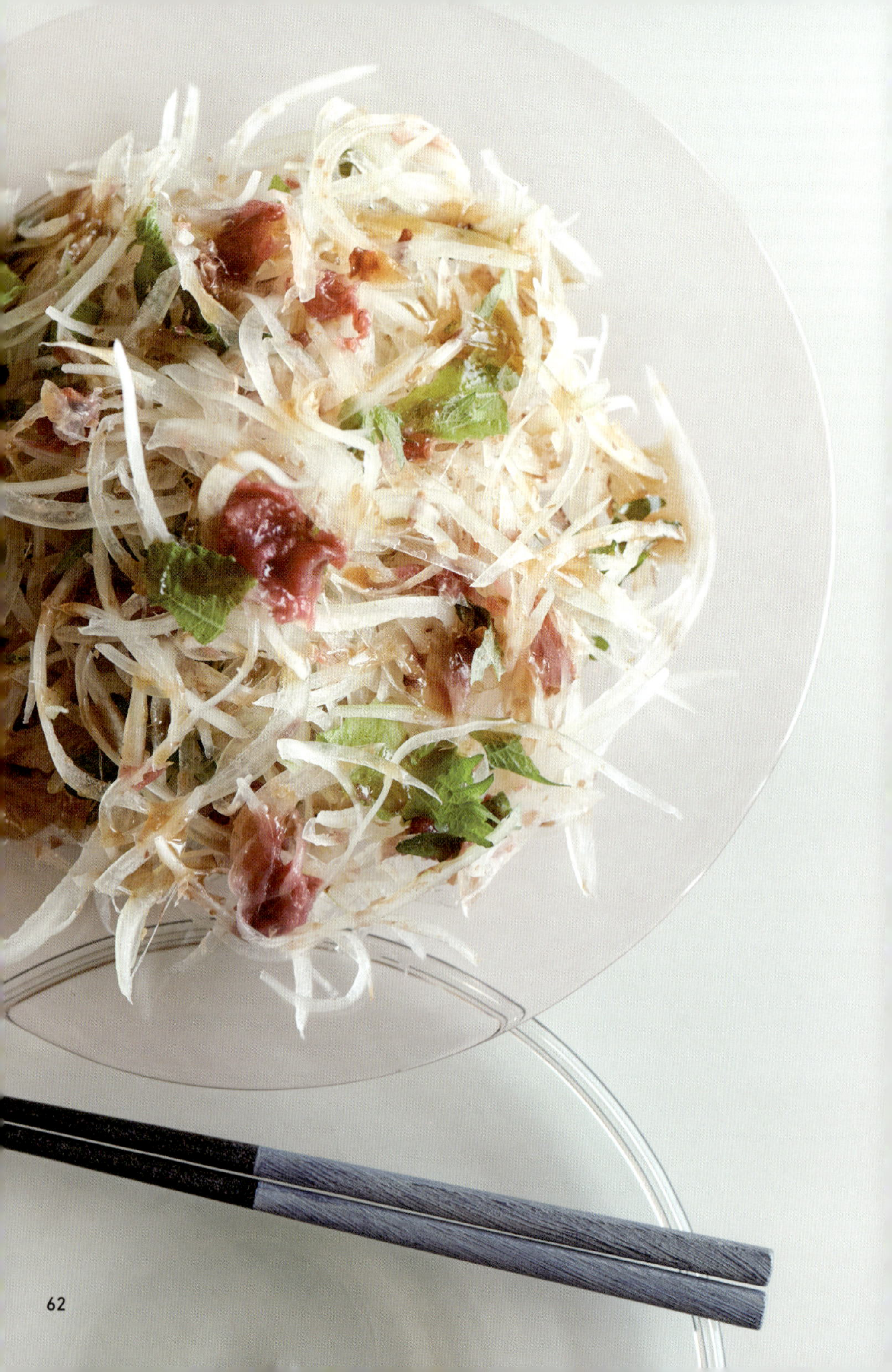

梅しそオニオンサラダ

玉ねぎには、腸内でビフィズス菌を増やすオリゴ糖が豊富に含まれています。
青じそ、梅干しには腸の働きを活発にする効果が。
削り節は不足しがちなビタミンDを手軽にとれる食材です。

材料 2人分

玉ねぎ……1個（200g）
青じそ……5枚
削り節……小1袋（3g）
梅干し（種を除いてちぎる）……1個分（正味15g）

● ドレッシング

麺つゆ（3倍濃縮）……大さじ1/2
ごま油……大さじ1

作り方

❶ 玉ねぎは縦半分に切って、縦に薄切りにする。数回水を替えて15分ほど冷水にさらし、しっかりと水気を切る。青じそはちぎる。

❷ ❶・削り節・梅干しをざっくりと和えて器に盛り、混ぜたドレッシングをかける。

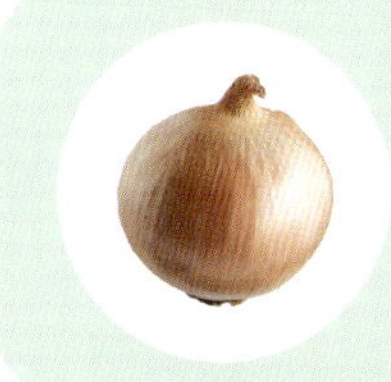

【野菜memo】

玉ねぎ

水溶性と不溶性の両方の食物繊維とオリゴ糖が含まれていて、腸内環境の改善に役立つ野菜です。また、玉ねぎの香り成分である「硫化アリル」には、ビタミンB_1の吸収率を上げる効果や、血液をサラサラにして動脈硬化を予防する効果があり、注目を浴びています。

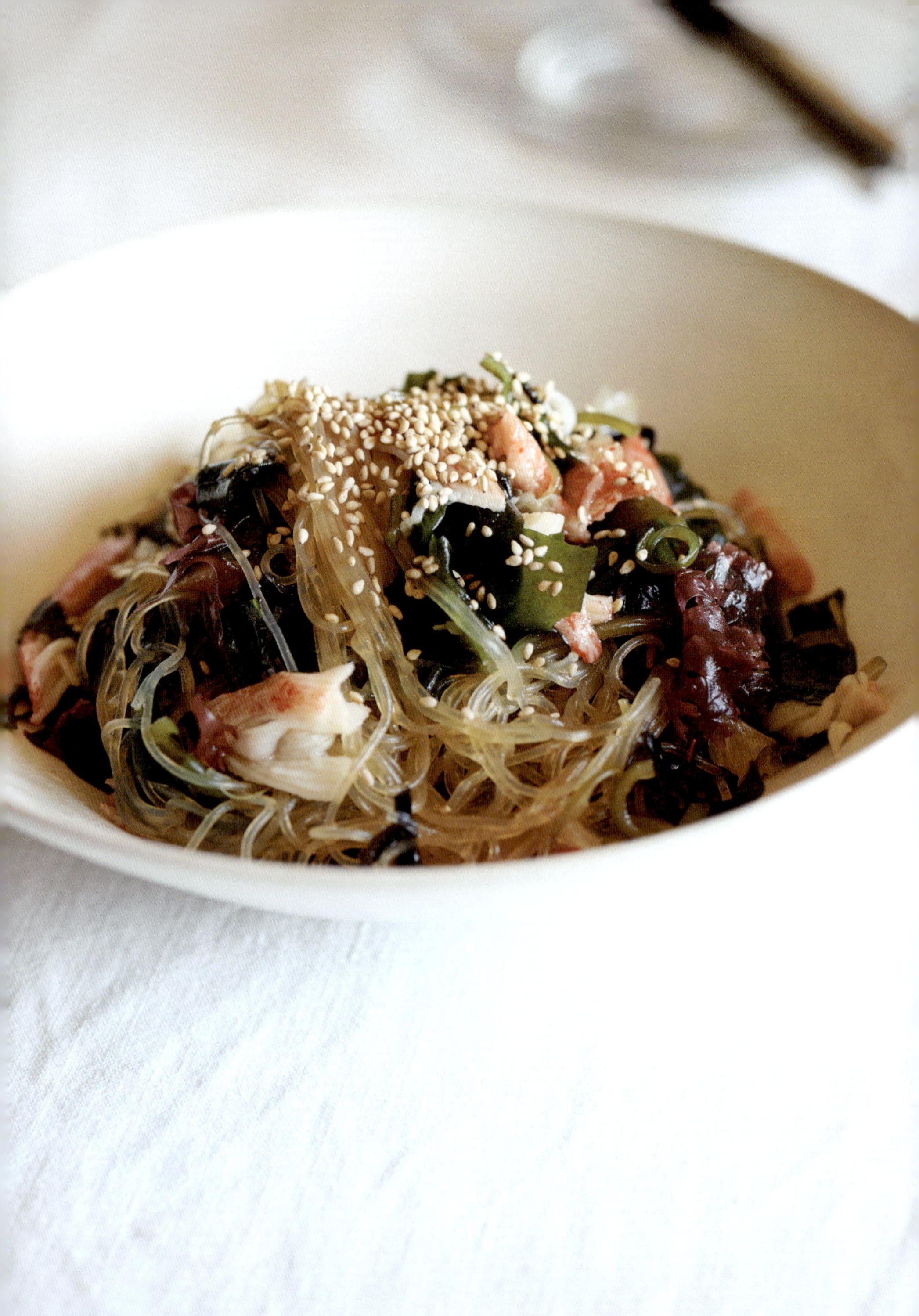

海藻中華春雨サラダ

乾燥海藻ミックスで水溶性食物繊維が豊富な海藻類を手軽にたっぷり。
低カロリーでミネラルやビタミンもバランスよくとれます。
甘酸っぱくピリ辛なドレッシングで飽きのこない味わい。

材料 2人分

かに風味かまぼこ……70g
海藻ミックス(乾燥)……8g
きくらげ(乾燥)……3g
春雨……50g
塩……少々
白煎りごま……適量

●ドレッシング

ごま油……大さじ1と1/2
練りがらし……小さじ1/2
しょうゆ……大さじ1と1/2
酢……大さじ1/2
砂糖……小さじ1/2

作り方

❶ かに風味かまぼこは粗くほぐす。たっぷりの水に海藻ミックスは5分、きくらげは15分ほど浸して戻し、水気を絞る。

❷ たっぷりの熱湯に塩を加え、きくらげをさっとゆでて取り出し、硬い部分を除いて細切りにする。同じ熱湯で、春雨を袋の表示時間通りにゆでる。冷水にとって冷まし、水気を切って食べやすく切る。

❸ ボウルにドレッシングの材料を混ぜ合わせ、❶・❷を加えて和える。器に盛りつけ、白ごまを振る。

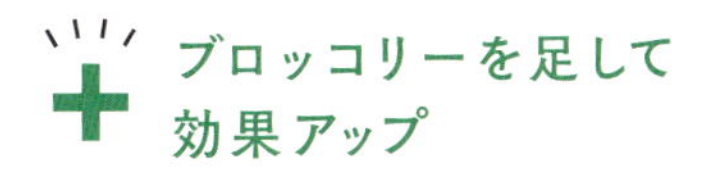

小房に分けたブロッコリーをゆでて加えても。さっぱりしつつもからしが効いて、食が進むサラダです。

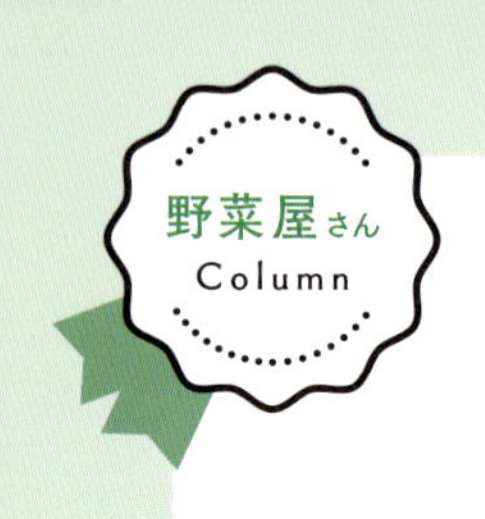
野菜屋さん
Column

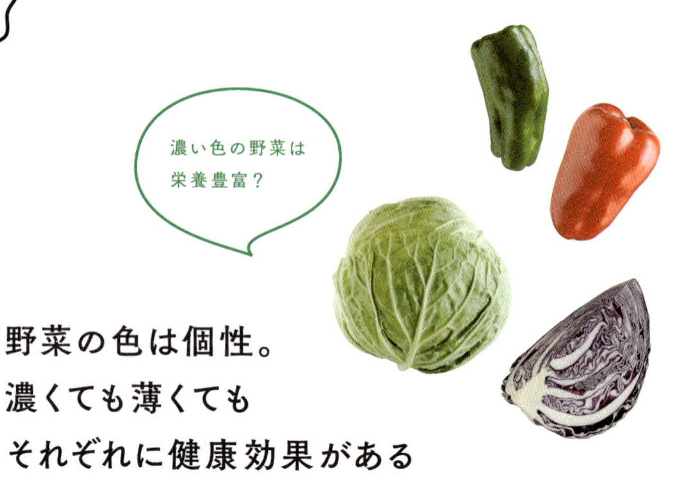
濃い色の野菜は
栄養豊富？

野菜の色は個性。
濃くても薄くても
それぞれに健康効果がある

赤や紫など、濃く強い色を持った野菜は栄養価が高いといわれることがあります。しかし、実際は必ずしもそうではありません。赤や紫の野菜は、白や緑の野菜にない栄養素が豊富に入っていますが、反対に、白や緑の野菜も赤や紫にない栄養素が高い場合があります。

たとえば、赤い大根と白い大根を比べてみると、赤い大根にはポリフェノールやフラボノイドが多く含まれています。一方、白い大根はイソフラボンが多く含まれています。それぞれ、高い栄養価が違うだけで、赤いほうが総合的に高栄養というわけではないのです。

野菜の色の違いは、個性です。それぞれが持つ高い栄養価が色として現れているのです。

「栄養価が高いから」と濃い色の野菜だけを選ぶよりも、むしろ、いろいろな色の野菜をまんべんなく組み合わせて食べたほうが栄養バランスもよくなります。

凍ったまま
調理がおすすめ

冷凍して霜がついた野菜は、解凍せずにそのまま煮炊きして食べる

野菜は、買ったその日から鮮度も栄養価もどんどん落ちていきます。そう何日もサラダとしておいしく食べられるわけではありません。そこで、余った野菜を冷凍保存している人は多いと思います。野菜は水分があるため、冷凍保存するとだんだん霜がついてしまいます。霜がついた野菜を解凍して食べると味や食感が変わってしまい、あまりおいしく食べられません。

冷凍保存した野菜を次に使うときは、電子レンジなどで解凍せずに、冷凍のまま煮炊きして食べましょう。ただし、その霜の分の水分が増しますので、味つけは気をつけましょう。調理時間も冷凍を使うので少し長くなりますが、そのかわり洗う時間やカットの時間は短縮できます。たとえば、大根、かぶなどは、小さく切って軽くゆでて冷凍しておけば、そのままみそ汁や煮物に入れられます。調理時間も短縮できて便利です。

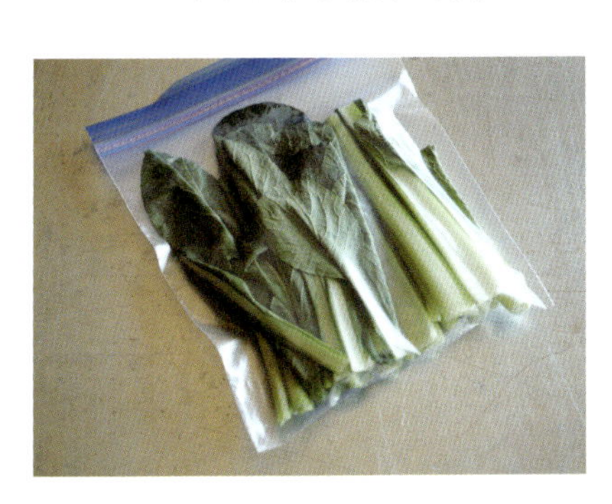

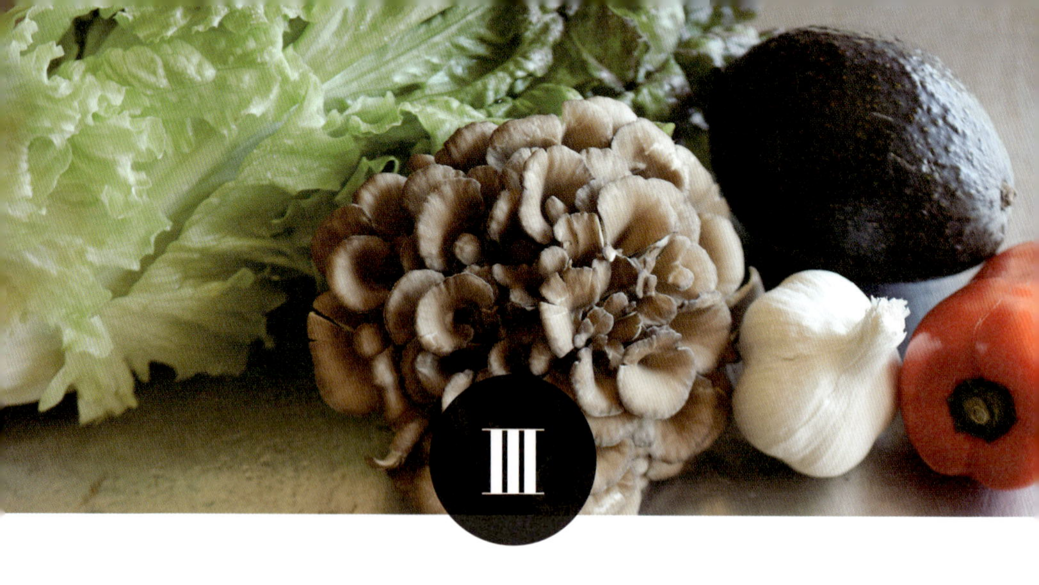

筋肉と骨を維持して アクティブな体をつくるサラダ

タンパク質やカルシウムを 野菜のビタミンで効率よく吸収させる

筋肉や臓器、骨を強くするためには、肉や魚などの動物性タンパク質をとる必要があります。しかし、肉や魚だけ食べていても、ビタミンB群がしっかりとれていないと、エネルギーや体の材料がつくられにくくなります。

脳や神経の働きを正常に保つ働きをするビタミンB_1、糖質や脂質代謝に必要なビタミンB_2、タンパク質の代謝に必要なビタミンB_6、血液中の赤血球の正常化に欠かせないビタミンB_{12}を含む食材を、タンパク質と組み合わせてとりましょう。さらに、ビタミンCと一緒にとると、鉄分の吸収率が高まり、貧血予防にもなります。ほかにも、葉酸、ナイアシン、パントテン酸を含む食材も、タンパク質と一緒にとりたい栄養素です。

また、骨の形成に役立つ栄養素は、タンパク質、カルシウム、ビタミンK･Dです。特に、カルシウムはビタミンDと同時に摂取することにより、腸管での吸収率がアップします。

葉酸とは？

B12とともに赤血球をつくる。特に妊婦は、胎児の神経管閉鎖障害のリスクを減らすため、十分とることが推奨されている。

パントテン酸とは？

糖質、脂質、タンパク質の代謝を助ける働きをする、水溶性ビタミンのひとつ。ホルモンや免疫抗体などの生産にも関わっている。

ナイアシンとは？

パントテン酸と同じく、糖質、脂質、タンパク質の代謝を助ける働きをするが、飲酒によって減り、欠乏すると皮膚炎、胃腸炎などの原因に。

筋肉をつくる食材

タンパク質 豆、魚、鶏肉、牛肉、豚肉など	**ビタミンB1** さやえんどう、かぼちゃ、ブロッコリー、豆苗、さつまいも、ナッツ類、豚肉、うなぎ、たらこなど
ビタミンB2 しめじ、まいたけ、モロヘイヤ、豆苗、レバー、うなぎ、牛乳など	**ビタミンB6** アボカド、赤ピーマン、モロヘイヤ、にんにく、バナナ、かつお、まぐろ、さんまなど
ビタミンB12 かき、さんま、あさりなど	**葉酸** 菜の花、ブロッコリー、枝豆、ほうれん草、からし菜、アスパラガスなど
パントテン酸 アボカド、しめじ、エリンギ、モロヘイヤ、ブロッコリー、納豆など	**ナイアシン** まいたけ、しめじ、エリンギ、落花生、かつお、たらこなど

骨を強くする食材

カルシウム 小松菜、チンゲン菜、大豆類、牛乳、乳製品、小魚など	**ビタミンK** ほうれん草、小松菜、にら、ブロッコリー、サニーレタス、きゅうり、納豆など	**ビタミンD** さけ、うなぎ、さんま、かじき、卵など

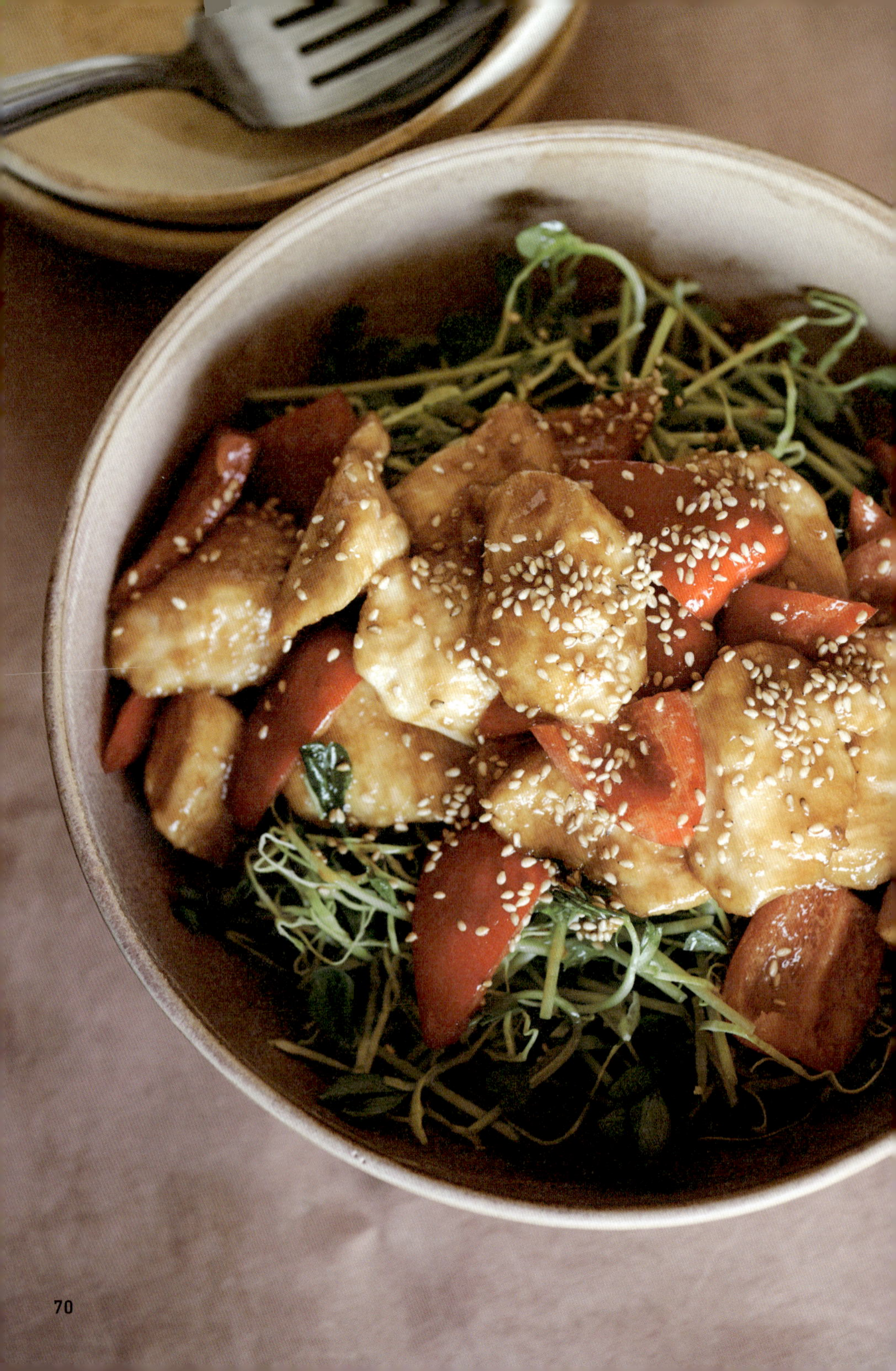

照りマヨチキンの豆苗サラダ

鶏むね肉は、体を疲れにくくするイミダゾールジペプチドを含む良質なタンパク質。
赤ピーマンやキャベツなど、ビタミンCたっぷりの野菜を
カラフルに組み合わせて、鉄分の吸収率もアップ！

材料 2人分

鶏むね肉（皮なし）……1枚（200g）
赤ピーマン……2個（正味100g）
豆苗……1パック（正味100g）
キャベツ……1枚（50g）
片栗粉……適量
オリーブ油……大さじ1/2
塩……少々
白煎りごま……適量

●合わせ調味料

マヨネーズ……大さじ2
しょうゆ……大さじ1と1/2
砂糖……大さじ1/2

作り方

❶ 豆苗は根元を切り落として長さ半分に、キャベツはせん切りにする。ざっくりと混ぜて器に広げて盛りつけ、塩を振る。

❷ 赤ピーマンはひと口大に切る。鶏むね肉はひと口大のそぎ切りにして、片栗粉を薄くまぶす。

❸ フライパンにオリーブ油を中火で熱し、❷を並べ入れる。2分ほど焼き、返し、1分30秒ほど焼く。混ぜた合わせ調味料を加えて照りよくからめ、❶にたれごとのせる。白煎りごまを振る。

＋ かぼちゃを足して効果アップ

ビタミンB1豊富なかぼちゃを薄切りにして焼いて加えると、さらにタンパク質の吸収を助けます。食べごたえも増して、これ一品でメインとなるサラダになります。

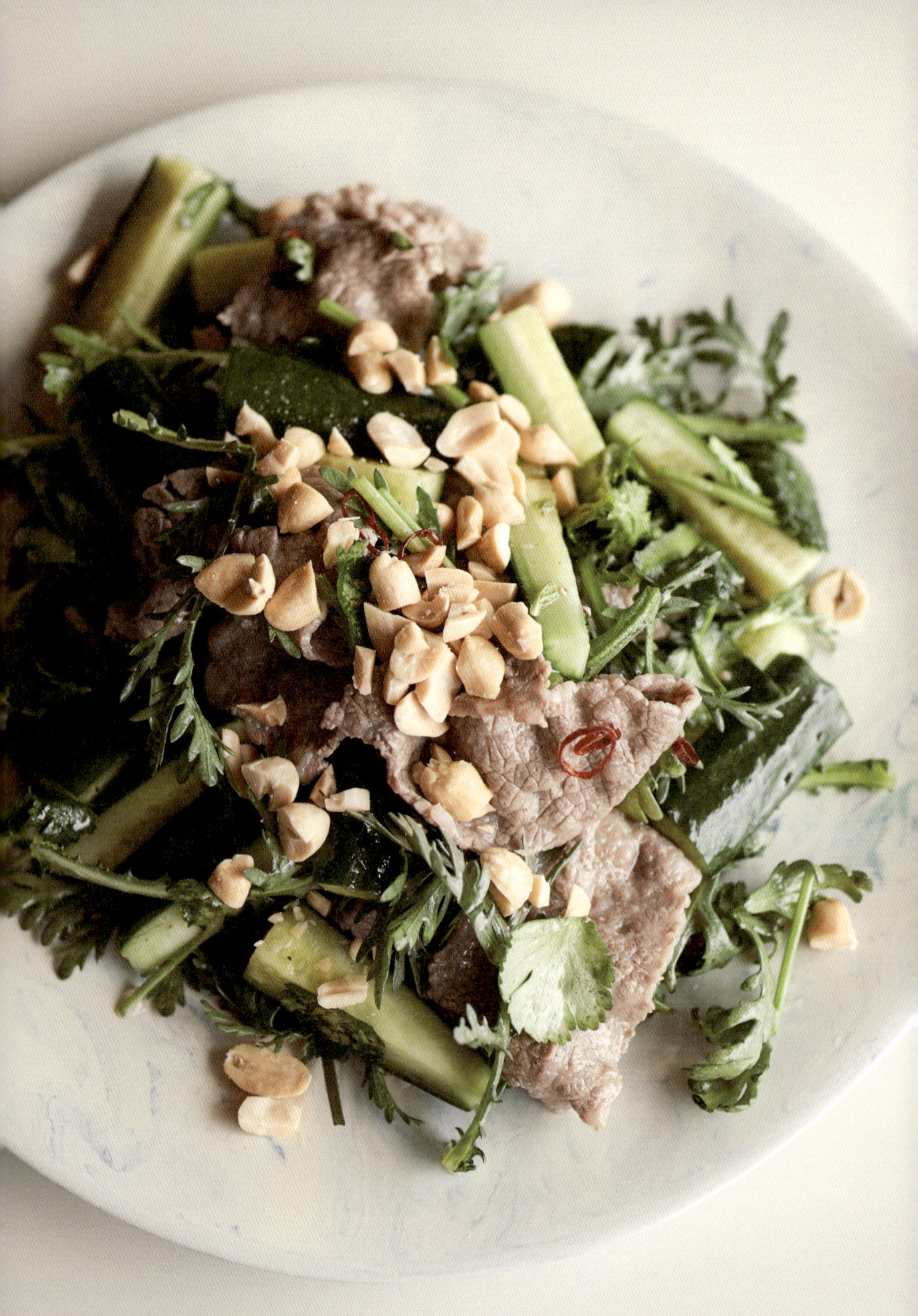

牛肉ときゅうりのエスニックサラダ

血や筋肉をつくるヘム鉄やビタミンB1が豊富な牛肉が主役の満足感たっぷりサラダ。
丈夫な骨をつくるビタミンKを含む春菊や、
肉類の消化吸収に相性のいいパクチーを合わせました。

材料 2人分

牛切り落とし肉……100g
きゅうり……小2本（150g）
春菊……1/3束（約50g）
パクチー……1株（15g）
塩……少々
ピーナツ（粗く刻む）……10g

●ドレッシング

赤唐辛子（小口切り）……1/2本分
えごま油……大さじ1と1/2
ナンプラー……小さじ2
レモン汁……小さじ2
砂糖……小さじ1
粗びき黒こしょう……少々

作り方

❶ きゅうりは縦に4つ割り、長さ5cmに切る。春菊は葉を摘む。パクチーは長さ2cmに刻む。

❷ たっぷりの熱湯に塩を加え、牛肉を入れ、ほぐしながら肉の色が変わるまでさっとゆで、ざるに上げ、水気を切りながら冷ます。

❸ ボウルに❶・❷を入れ、混ぜたドレッシング加えて和える。器に盛りつけ、ピーナツを振る。

＋ 赤ピーマンを足して効果アップ

赤ピーマンをせん切りにして加えると、ビタミンB6の作用でタンパク質の吸収がよくなります。カラフルになって豪華さも増します。

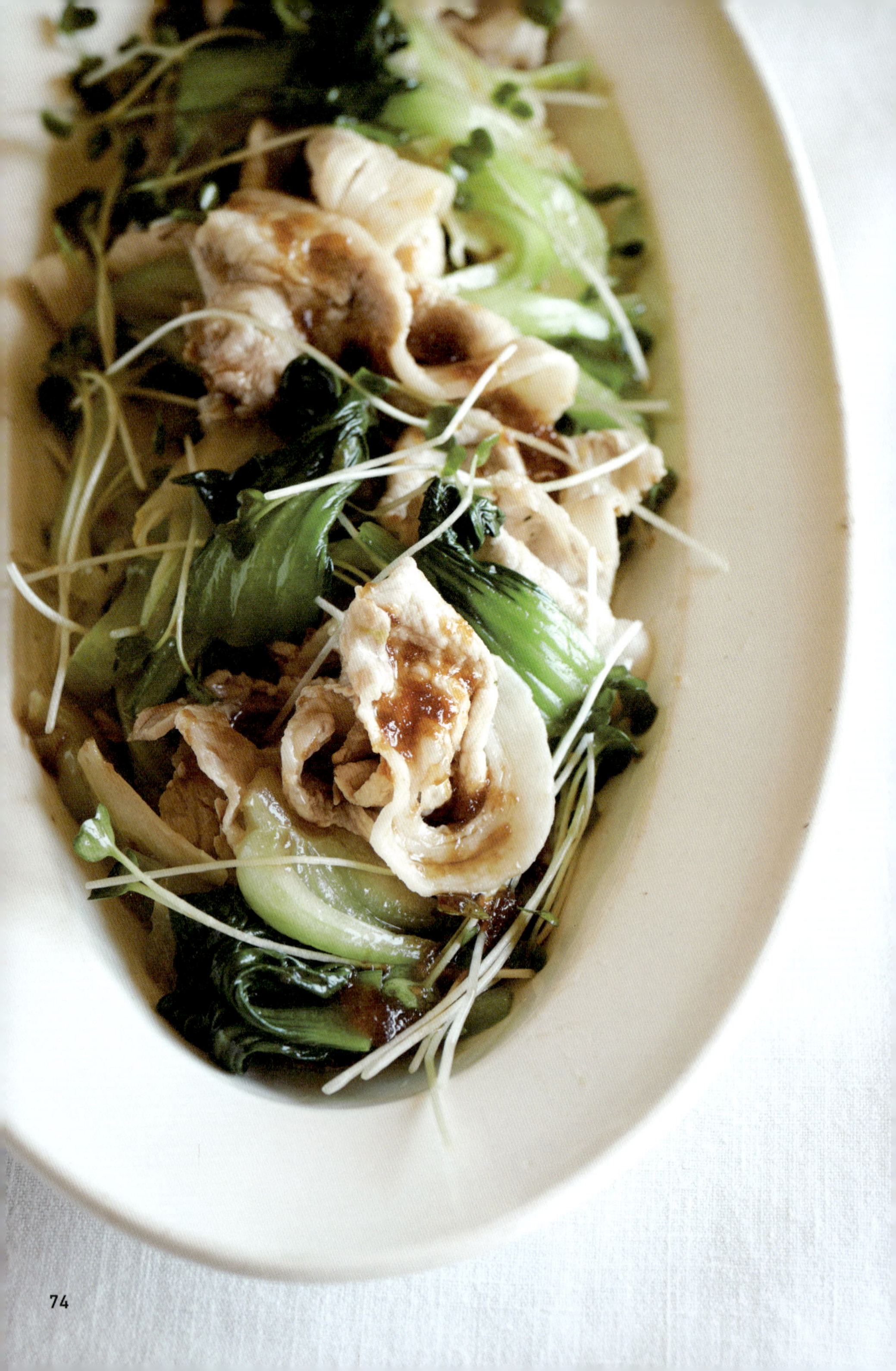

豚しゃぶとチンゲン菜のボイルドサラダ

豚肉は筋肉や皮膚などをつくるタンパク質とビタミンB群が一緒にとれるので、
さっぱりしたサラダで積極的にとりたい食材。
チンゲン菜やすりおろし玉ねぎをプラスして、栄養素の吸収率をアップ。

材料 2人分

豚ロースしゃぶしゃぶ用肉……200g
チンゲン菜……2株(250g)
貝割れ大根……1/2パック
塩……少々

● ドレッシング

玉ねぎ(すりおろす)……1/8個分
ごま油……大さじ2
しょうゆ……大さじ1と1/2

作り方

❶ チンゲン菜は長さ2～3等分に切り、茎は薄切りにする。貝割れ大根は根元を切る。

❷ たっぷりの熱湯に塩を入れ、チンゲン菜の茎・葉の順にさっとゆで、氷水にとって冷まし、水気を絞る。弱めの中火にして、豚肉を広げながら加え、さっとゆで、ざるに上げる。

❸ ボウルにドレッシングの材料を混ぜ合わせ、❷・貝割れ大根を加えて和える。

＋ ほうれん草＆しめじを足して効果アップ

ゆでたほうれん草やしめじを加えて、さらに筋肉にアプローチ。コクのある玉ねぎドレッシングが絶品なので、いろいろな野菜で試してみてください。

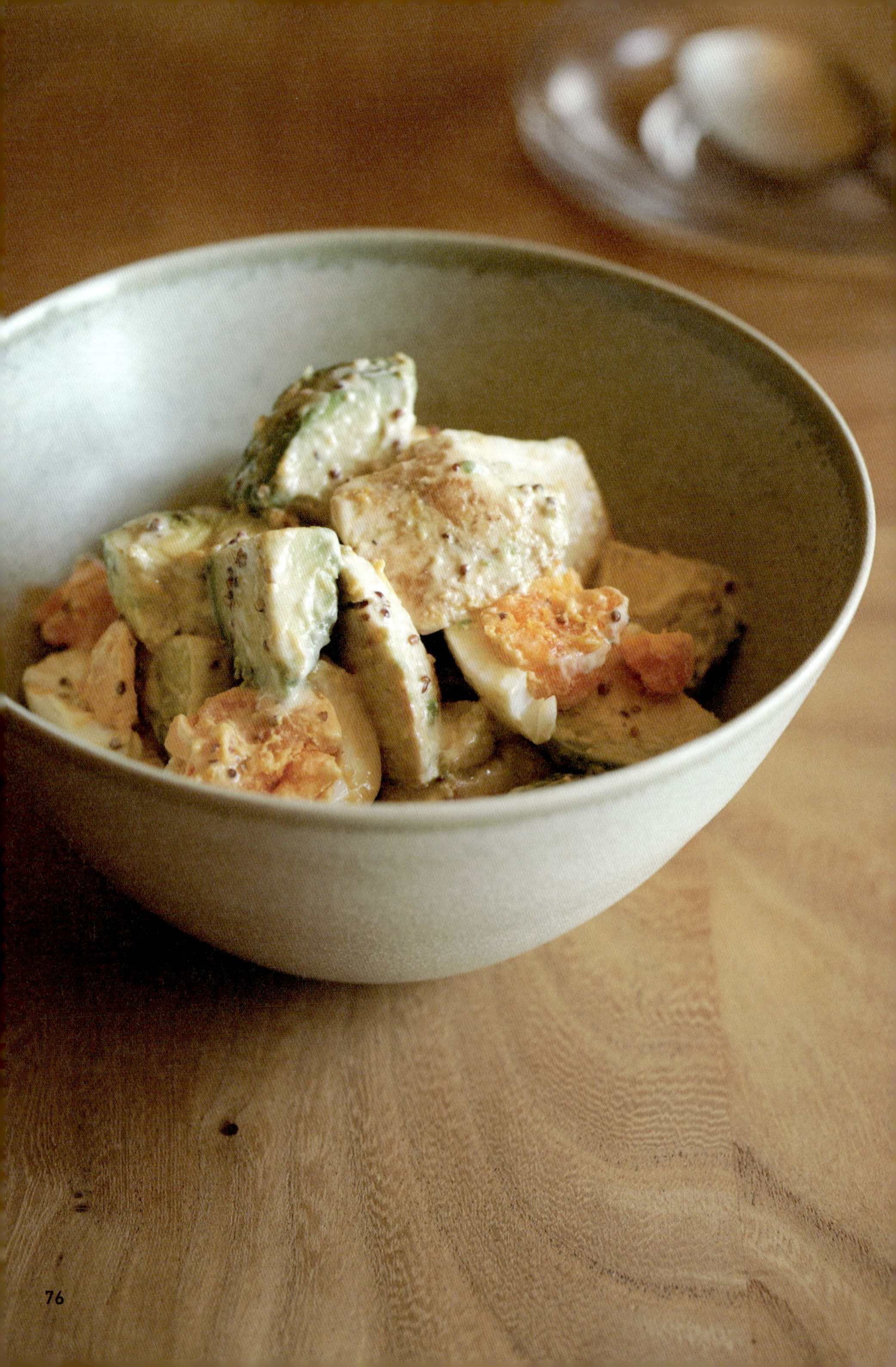

かじきとアボカドのウフサラダ

かじきにはタンパク質だけでなく、細胞膜を生成するDHAやEPAなどの栄養素も。
アボカドには良質な不飽和脂肪酸やビタミンEが豊富で、
悪玉コレステロールを減らしながら健やかな体づくりを助けます。

材料 2人分

かじき切り身	小2切れ(150g)
アボカド	1個
ゆで卵	3個
塩	小さじ1/4
こしょう	各少々
オリーブ油	小さじ1

●ドレッシング

マヨネーズ	大さじ2
粒マスタード	大さじ1/2
レモン汁	小さじ1/2
塩	小さじ1/4
こしょう	少々

作り方

❶ かじきは小さめのひと口大に切って塩・こしょうを振る。アボカドはひと口大に切り、ゆで卵は3～4つ程度に手で割る。

❷ フライパンにオリーブ油を中火で熱し、かじきを焼く。2分ほど焼いてこんがりとしたら返し、1分ほど焼き、取り出して粗熱をとる。

❸ ボウルにドレッシングの材料を混ぜ合わせ、❷・アボカド・ゆで卵を加えて和える。

【野菜memo】

アボカド

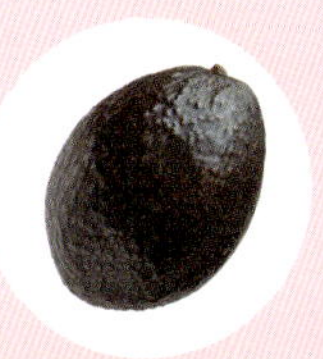

ビタミンEをはじめとする各種ビタミン類や鉄分などのミネラルがまんべんなく含まれていて、「森のバター」といわれるほど高栄養です。オリーブ油と同じ一価不飽和脂肪酸のオレイン酸が豊富で、コレステロールを下げ、動脈硬化や高血圧予防にも役立ちます。

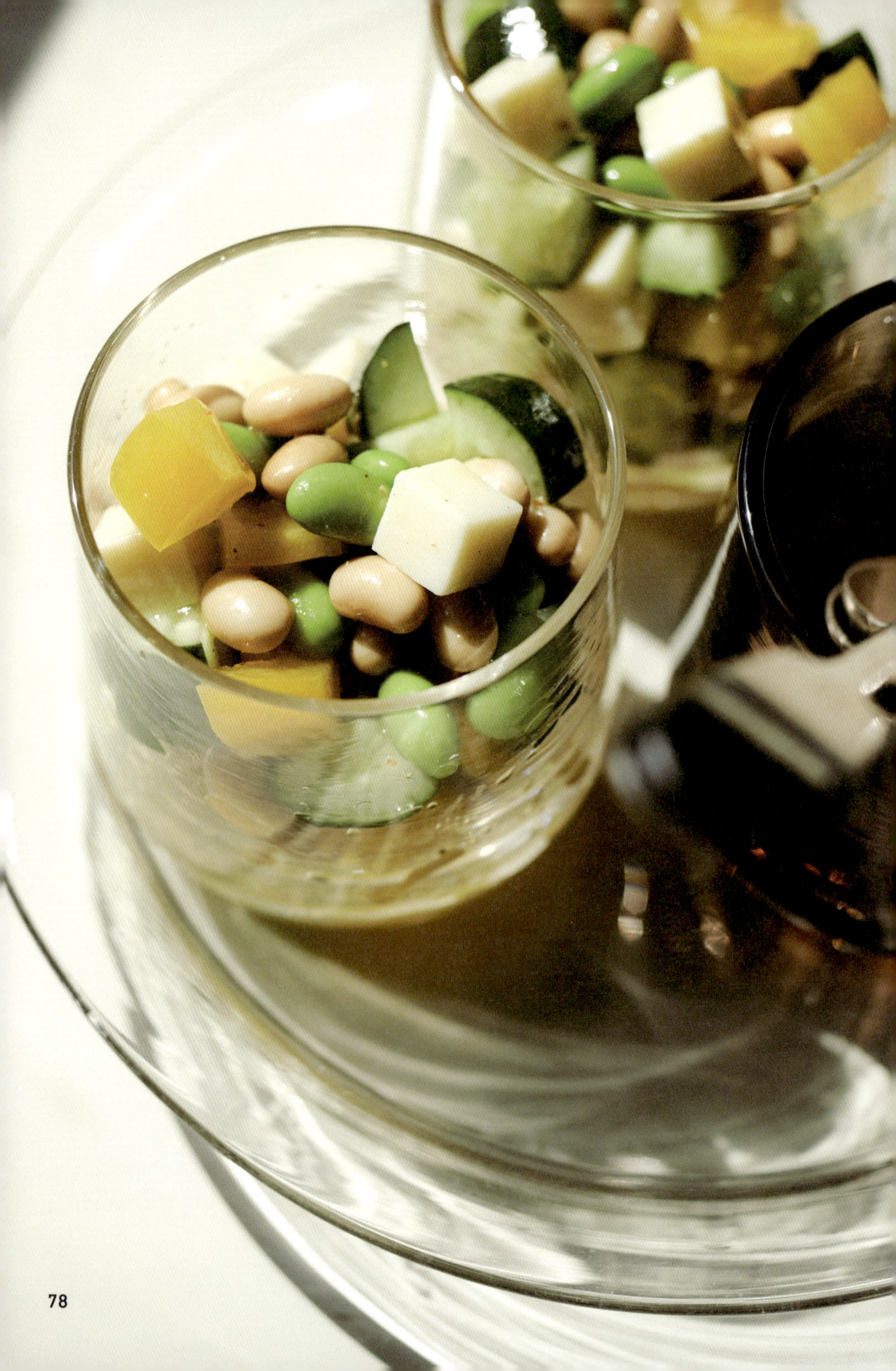

豆とチーズのデリ風サラダ

枝豆、きゅうり、黄パプリカなどの緑黄色野菜には造血に必須な葉酸がたっぷり。
「畑のお肉」ともいわれる大豆は、豚肉以上に必須アミノ酸が豊富です。
プロセスチーズも骨や神経をつくる優れた食材です。

材料 2人分

大豆水煮(缶詰)	1缶(120g)
枝豆	100g
きゅうり	1/2本
黄パプリカ	1/4個
プロセスチーズ	40g
塩	適量

●ドレッシング

オリーブ油	大さじ2
レモン汁	小さじ1
塩	ひとつまみ
こしょう	少々

作り方

❶ 枝豆は塩をもみ込む。たっぷりの熱湯で5〜6分ゆでる。ざるに上げて冷まし、さやから豆を取り出す。きゅうり・黄パプリカ・プロセスチーズは1〜1.5㎝角に切る。

❷ ボウルにドレッシングの材料を混ぜ合わせ、❶・大豆を加えて和える。

ささみ＆ブロッコリーを足して効果アップ

蒸したささみを細く割いて加えると、タンパク質増強！
小さめの小房に分けたブロッコリーをゆでて加えて、骨もサポート。

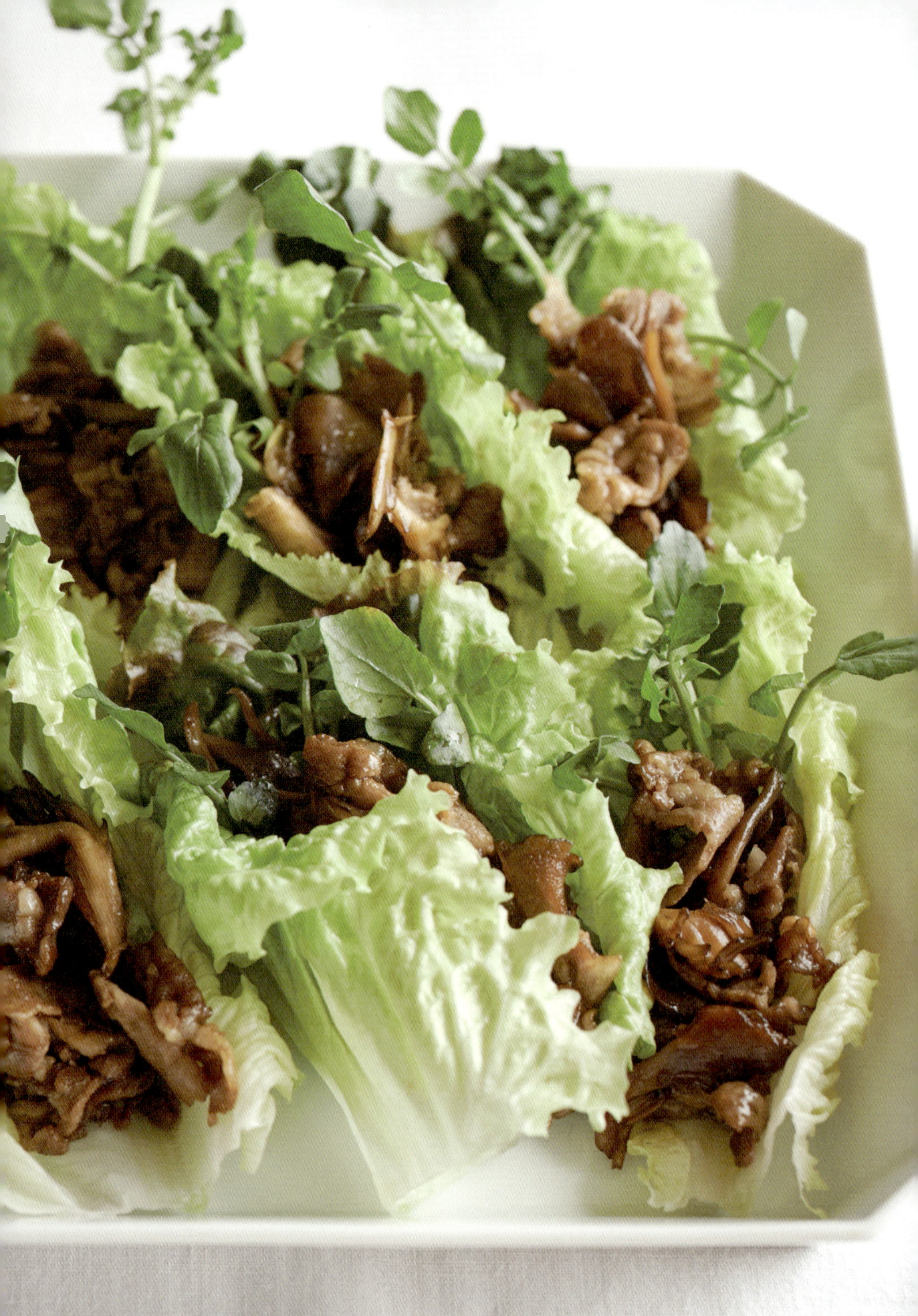

甘辛豚ときのこのレタスカップサラダ

良質なタンパク質の豚肉とカルシウムの吸収を助けるまいたけのサラダです。
レタスとクレソンにはビタミンCやβカロテンがたっぷりで、
肉の消化を助け栄養素の分解吸収をよくしてくれます。

材料 2～3人分

豚こま切れ肉……150g
まいたけ……1/2パック(50g)
サニーレタス……小6枚
クレソン……1/2束
ごま油……小さじ1

●合わせ調味料

みりん……大さじ1と1/2
しょうゆ……大さじ1と1/2
砂糖……小さじ1

作り方

❶ サニーレタスはカップ状にちぎる。クレソンは食べやすく切る。まいたけは小さめに分ける。

❷ フライパンにごま油を中火で熱し、豚肉・まいたけを入れて炒める。肉の色が変わってまいたけがしんなりとしたら、混ぜた合わせ調味料を加え、照りよくからめる。

❸ サニーレタスのカップにクレソン・❷を均等にのせる。サニーレタスで包んで食べる。

＋ アボカドを足して効果アップ

アボカドを小さく切って、のせながら食べても。豚肉のタンパク質の代謝を助けます。甘辛豚をレタスで包むので、さっぱりと食べられます。

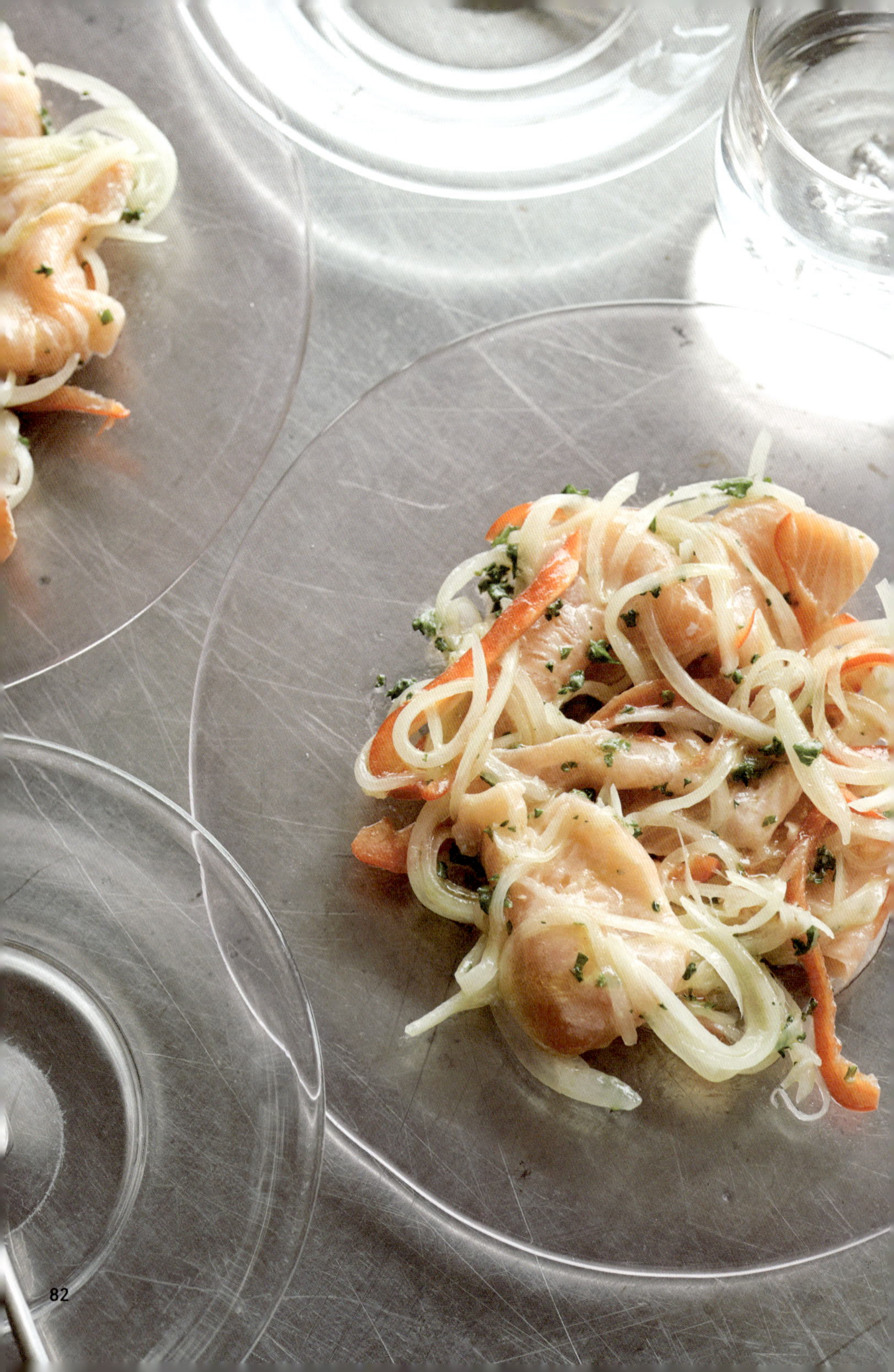

サーモンのハーブマリネサラダ

サーモンはDHA、EPA、アスタキサンチン、コラーゲン、ビタミンDなど
肌や神経細胞に働くアンチエイジング成分がぎっしり詰まったスーパーフード。
酵素やビタミンCを含む野菜と合わせて食べるのがおすすめ。

材料 2～3人分

- **サーモン刺身**……**1サク**(150g)
- **玉ねぎ**……**1/2個**(100g)
- **赤ピーマン**……**1/2個**(正味25g)
- **パセリ**(粗みじん切り)……**大さじ1**
- **塩**……**小さじ1/4**

●マリネ液

- **オリーブ油**……**大さじ4**
- **レモン汁**……**大さじ1**
- **塩**……**小さじ1/2**
- **こしょう**……**少々**

作り方

1. サーモンは塩を振り、5分ほどおいてペーパータオルで水気を拭き、薄いそぎ切りにする。玉ねぎは薄切り、赤ピーマンは縦に薄切りにする。
2. バットにマリネ液を混ぜ、玉ねぎを加えてもむようにして和える。しんなりとしたら、サーモン・赤ピーマン・パセリを加えて和え、15分以上おいてなじませる。

＋ きゅうり&にんにくを足して効果アップ

きゅうりを薄切りにして加えると、骨を強くする効果が期待できます。また、ドレッシングにすりおろしたにんにくを少量加えても。

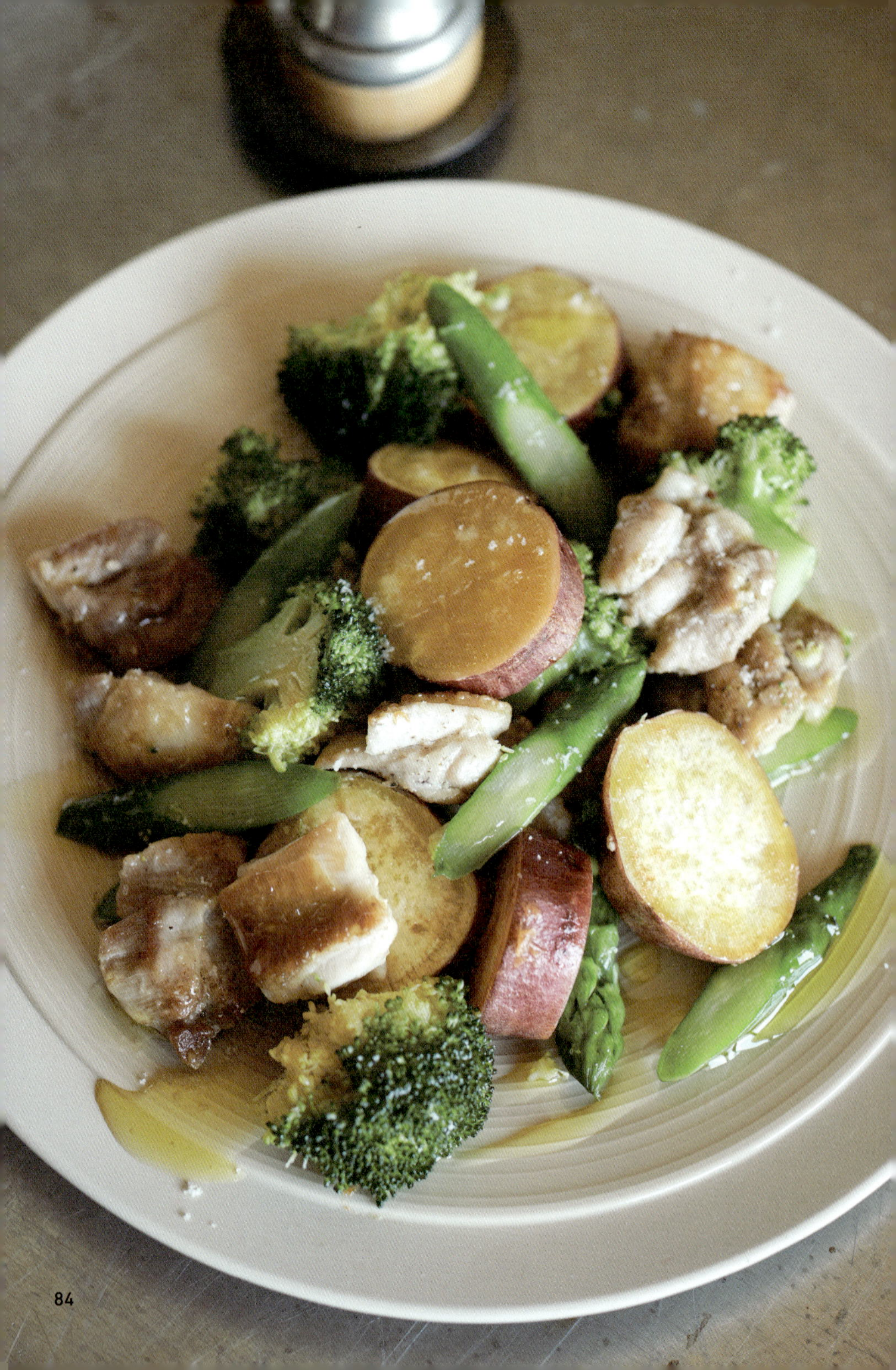

チキンとさつまいものホットサラダ

必須アミノ酸のバランスがよく、しなやかな体づくりに欠かせない鶏肉に、
熱にも強いビタミンCとカリウムを含むさつまいもをプラス。
スポーツ後の筋肉疲労の回復にもぴったりのサラダです。

材料 2人分

鶏もも肉	小1枚（200g）
さつまいも	1/2本（150g）
ブロッコリー	1/3株（80g）
グリーンアスパラガス	2本
オリーブ油	適量
塩	適量
こしょう	少々
水	1/2カップ

作り方

❶ 鶏もも肉はひと口大に切って、塩・こしょう（各少々）を振る。さつまいもは1.5㎝幅の輪切り、ブロッコリーは小房に分ける。グリーンアスパラガスは根元の硬い部分をピーラーでむいて、厚さ1㎝ほどの斜め切りにする。

❷ フライパンにオリーブ油（小さじ1）を中火で熱し、鶏肉の皮面を下にして焼く。4～5分焼いてこんがりとしたら返し、さっと焼いて一度取り出す。

❸ フライパンをペーパータオルでさっと拭き、さつまいも・鶏肉を重ならないように並べる。その上にブロッコリーを広げ入れ、水を加え、フタをして中火にかけて7～8分、グリーンアスパラガスを加え、さらに同様に2分ほど蒸す。器に盛りつけ、塩（適量）を振り、オリーブ油（適量）をかける。

＋ 卵＆くるみを足して効果アップ

ゆで卵を刻んで加えてタンパク質補強！ ビタミンB群が豊富なくるみを刻んでトッピングしても。

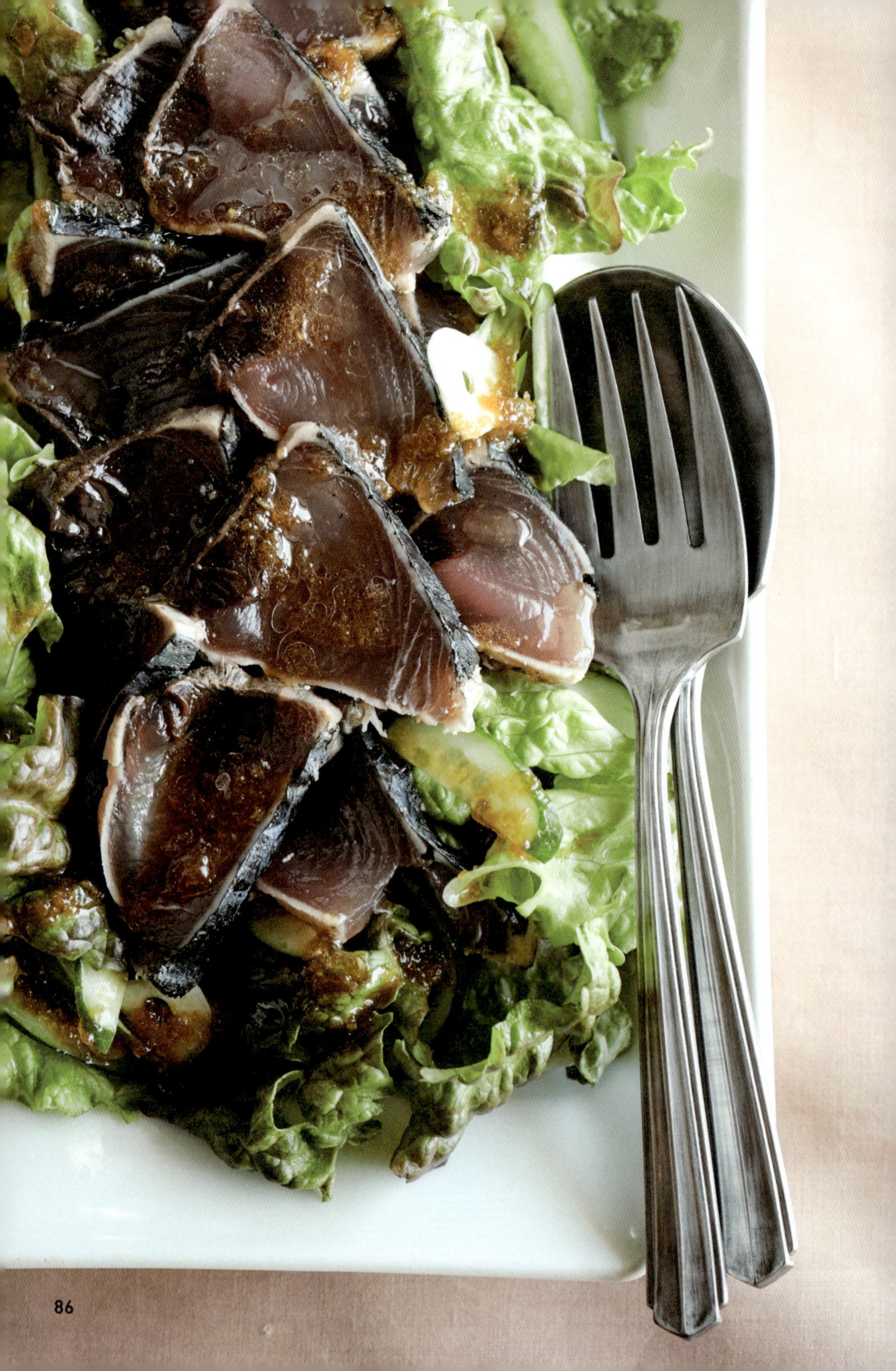

かつおのレモンじょうゆサラダ

かつおは吸収率の高いヘム鉄や血液をサラサラにするDHA、EPAなども豊富。
ビタミンB1の活用効率をアップしてくれるにんにくとは相性抜群です。
エネルギー代謝を上げて動ける体をつくります。

材料 2人分

かつおのたたき…………1サク(200g)
サニーレタス…………60g
きゅうり…………1/2本
にんにく(薄切り)…………2片分

● ドレッシング

玉ねぎ(すりおろす)…………大さじ1
にんにく(すりおろす)…………少々
ごま油…………大さじ1と1/2
しょうゆ…………大さじ1
レモン汁…………大さじ1/2

作り方

❶ サニーレタスは大きめのひと口大にちぎる。きゅうりは縦半分に切って斜め薄切りにする。

❷ かつおは食べやすく薄切りにする。

❸ ❶・にんにくをざっくりと混ぜて器に盛り、かつおをのせる。混ぜたドレッシングをかける。

【野菜memo】

にんにく

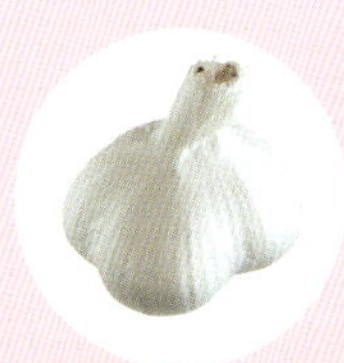

独特の臭い成分硫化リアル(アリシン)が、タンパク質中のビタミンB1の吸収を助け、疲労回復効果を発揮します。スライスしたりすりおろすことで成分がアップし、体温上昇や体力向上に役立ちます。また、アヒージョなどのオイル調理で発生する「アホエン」という成分は、がん予防効果があるといわれています。

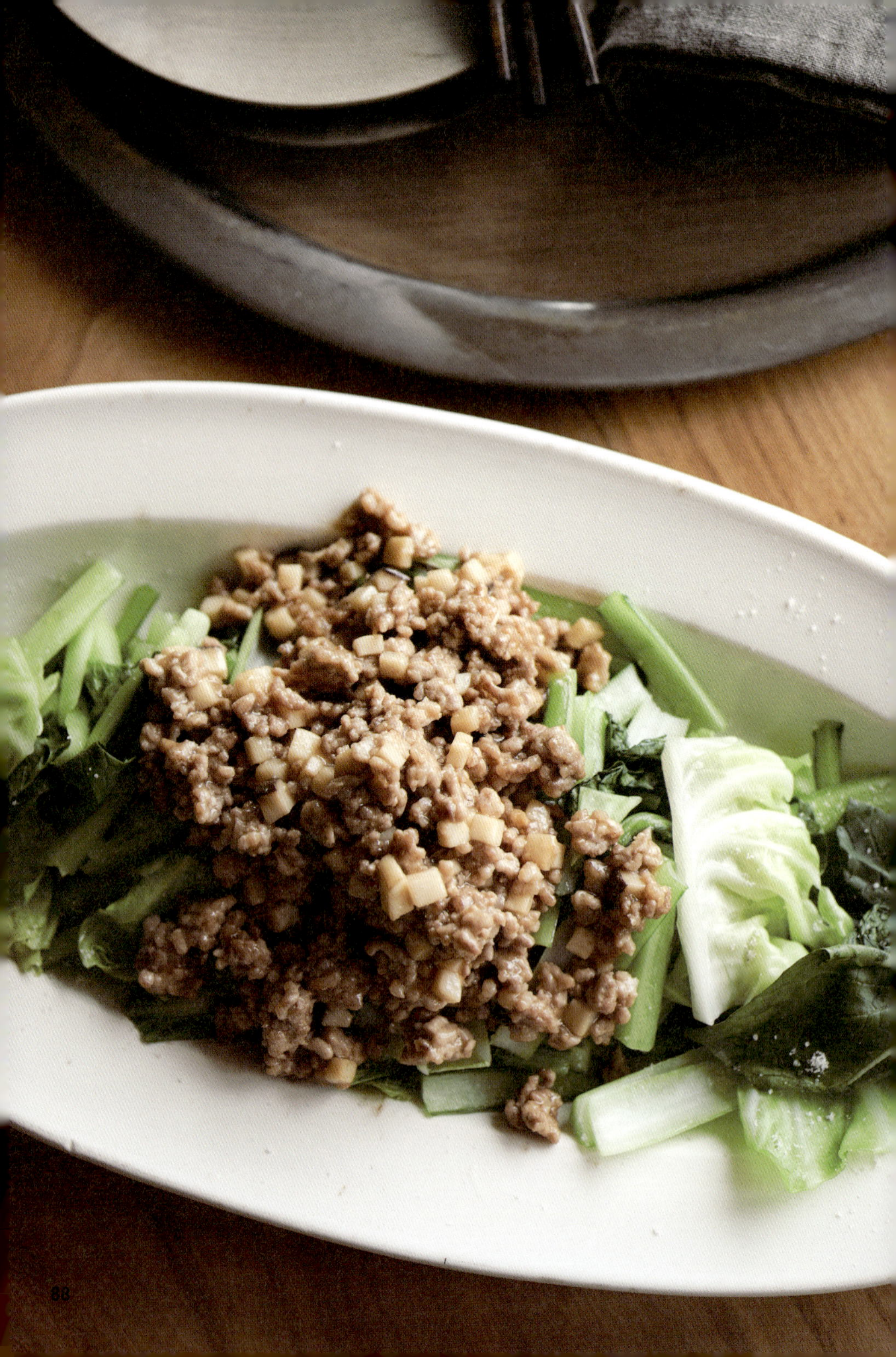

蒸し青菜のきのこ肉みそサラダ

ビタミンB_1たっぷりの豚ひき肉とβカロテンやカルシウム豊富な小松菜で、
筋肉と骨の両方にアプローチするサラダです。
豚ひき肉のみそ味で野菜をたくさん食べられます。

材料 2人分

小松菜……1束（200g）
キャベツ……2枚（100g）
エリンギ……1本（50g）
豚ひき肉……150g
ごま油……小さじ1
水……大さじ3
塩……ひとつまみ

●合わせ調味料

みそ……大さじ1/2
しょうゆ……大さじ1/2
酢……小さじ1
水……大さじ2
砂糖……小さじ1
片栗粉……小さじ1/2

作り方

❶ 小松菜は長さ5cm、キャベツはひと口大に切る。エリンギは8mm角程度に刻む。

❷ フライパンにごま油を中火で熱し、豚ひき肉を入れて炒める。肉の色が変わったらエリンギを加え、しんなりとするまで炒める。混ぜた合わせ調味料を加え、とろっとするまで炒める。

❸ 別のフライパンにキャベツ、小松菜を重ね入れ、塩・水を振る。フタをして中火にかけ、しんなりとするまで3～4分蒸す。余分な水分があれば飛ばし、ざっくりと混ぜて器に盛り、❷をかける。

＋ さやえんどう＆しめじを足して効果アップ

ビタミンB_1豊富なさやえんどう、ビタミンB_2豊富なしめじを加えて一緒に蒸しても。脳を活性化し、糖質や脂質の代謝も上がる効果が期待できます。

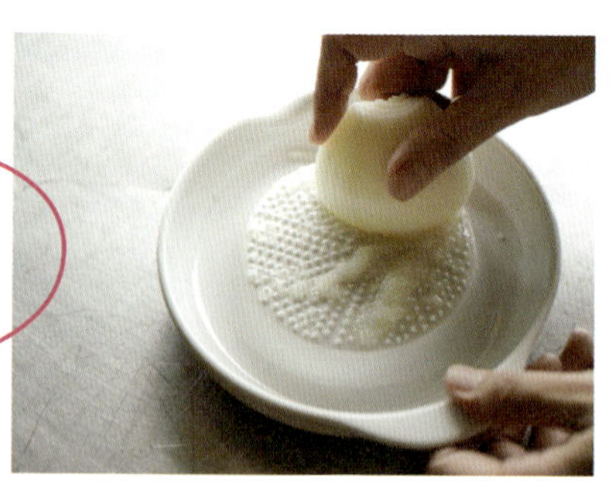

野菜の酵素を
増やす裏ワザ！

野菜はすりおろすと酵素が2～3倍に増えて、体内で効率よく吸収される

人の体の中には約5,000種類もの酵素があるといわれています。酵素には「消化酵素」と「代謝酵素」があり、食べ物を消化し、呼吸や血液循環などの生命活動のためにエネルギーを代謝しています。酵素は体内でつくられていますが、暴飲暴食などをすると消化酵素が無駄遣いされ、代謝が下がり、病気や老化の原因になります。不足した酵素は、サラダなどの生野菜を食べることで補えます。

酵素をよりたっぷりとりたいときは、野菜をすりおろすのがおすすめです。すりおろし野菜は細胞が破壊されるため、そのまま食べるよりも酵素の吸収率が2～3倍にアップします。たとえば、よくさんまなどの焼き魚に大根おろしが添えてありますよね。大根には、タンパク質をアミノ酸に分解するプロテアーゼが入っていますので、魚や肉を消化するための理にかなった組み合わせといえます。

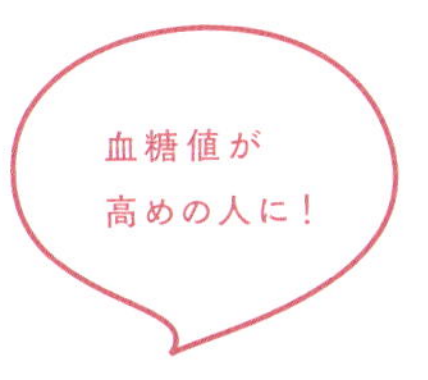

キクイモに含まれるイヌリンは、血糖値の急上昇を抑える“天然のインスリン”

キクイモは、見た目がしょうがのようにぼこぼこしたキク科の植物です。キクイモは、その成分の半分が「イヌリン」という水溶性食物繊維です。イヌリンは、血糖値の急上昇を抑える働きがあることから、“天然のインスリン”とも呼ばれています。高血糖や糖尿病で悩む人には救世主のような野菜です。

キクイモは、味にくせがなく、スライスやせん切りにしてサラダに加え生で食べることもできます。ただし、生産量が少ないため、スーパーなどではなかなか手に入りにくいかもしれません。生のキクイモが手に入らないときは、キクイモで作られたお茶やサプリメントがおすすめです。毎日手軽に飲めて、血糖値のコントロールができます。

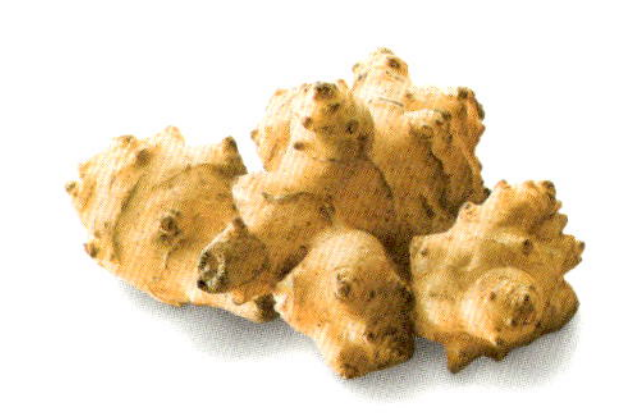

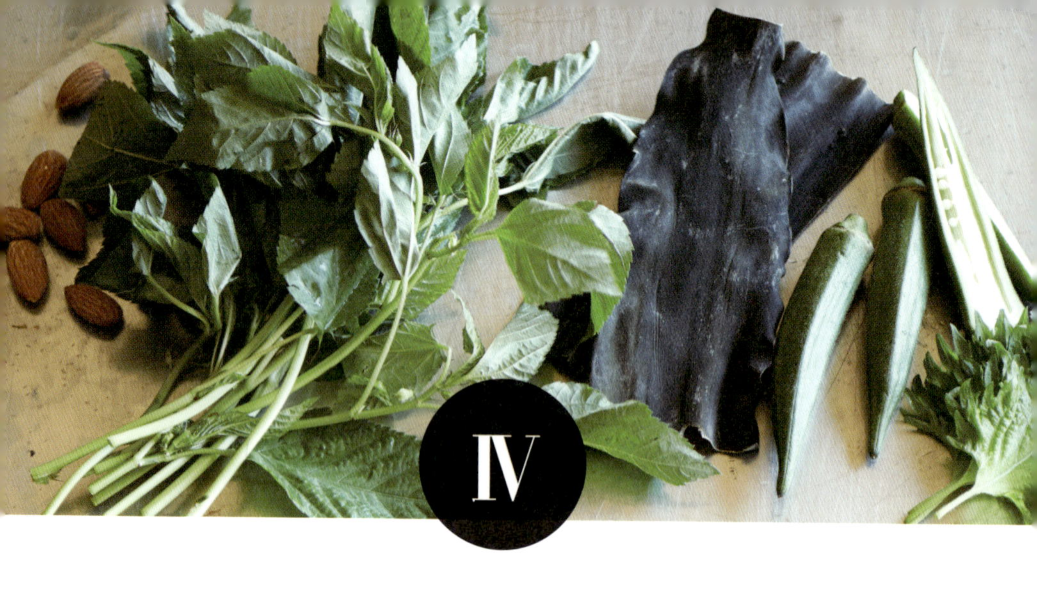

血管を強くして生活習慣病を寄せつけないサラダ

マグネシウムやカリウムで血圧をコントロールして血管の健康を保つ

多くの人は年齢とともに、血管が硬くなり血圧が高めになってきます。血圧をコントロールするために、積極的にとりたい栄養素はマグネシウムです。マグネシウムは、体内で300種類以上もの酵素の働きを助けている重要なミネラルです。マグネシウムが不足すると、血管内に慢性炎症を引き起こし、動脈硬化や血栓症などの引き金になります。マグネシウムは非常に不足しがちなので、意識して積極的にとるようにしましょう。

また、高血圧の人は塩分のとり過ぎが指摘されます。血液中に余分なナトリウムがあると、濃度を下げようとして血管内に水分が集まり血液量が増えます。その結果、血管の内壁に圧がかかり、血圧が上昇してしまうのです。

そこで、血管を健康に保つためには、マグネシウムと併せて、カリウムをとることをおすすめします。カリウムを含む野菜などには、ナトリウムを尿と一緒に排出し、血圧を下げる働きがあります。

マグネシウム不足の原因は？

食生活の乱れ、ストレス、飲酒、腎機能の低下、過度な運動、妊娠などがマグネシウム不足の原因になります。特に、ストレス解消のために飲酒をする人は、マグネシウムが尿と一緒に排出されるので要注意です。

高血圧がまねくおもな病気

脳梗塞、脳出血、くも膜下出血、心筋梗塞、狭心症、慢性腎臓病など。

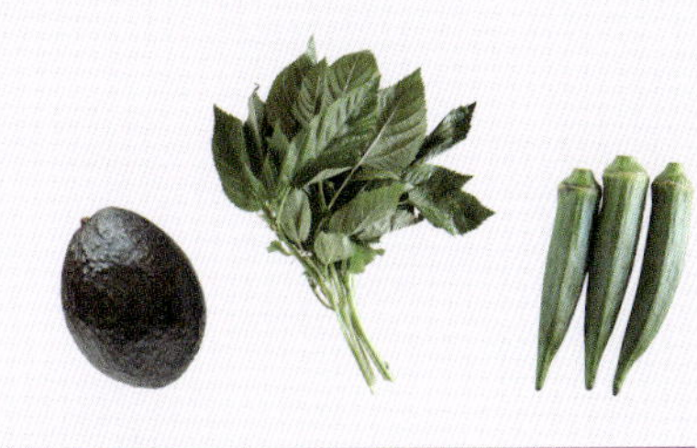

血管を強くする食材

マグネシウムを多く含む食材	あおさ、青のり、わかめ、こんぶ、ひじき、ごま、アーモンド、カシューナッツ、くるみ、ピスタチオ、しそ、オクラ、モロヘイヤ、きくらげ、干ししいたけ、豆腐、しらす、あさり、とうもろこし、バナナなど
カリウムを多く含む食材	アボカド、納豆、ほうれん草、ゆりね、大豆、アマランサス、モロヘイヤ、あおさ、とろろこんぶなど

にんにくの降圧作用に注目！

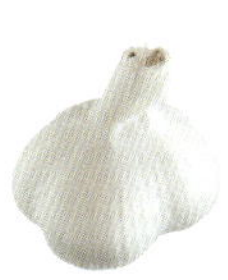

にんにくには血圧を下げる効果のある3つの成分があります。1つめは、にんにくの香りのもとであるアリシン。体内でシステインというアミノ酸と結びつき、血管拡張作用を発揮します。2つめは、調理中に生成されるスルフィド類。血小板の粘着力を弱め、血液サラサラ効果あり。3つめは、にんにくを食べたあとに体内で生成される硫化水素。末梢血管をゆるめ、血圧を下げる働きがあります。

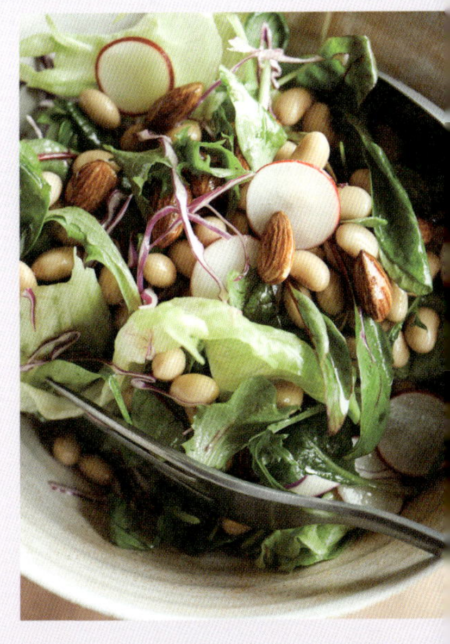

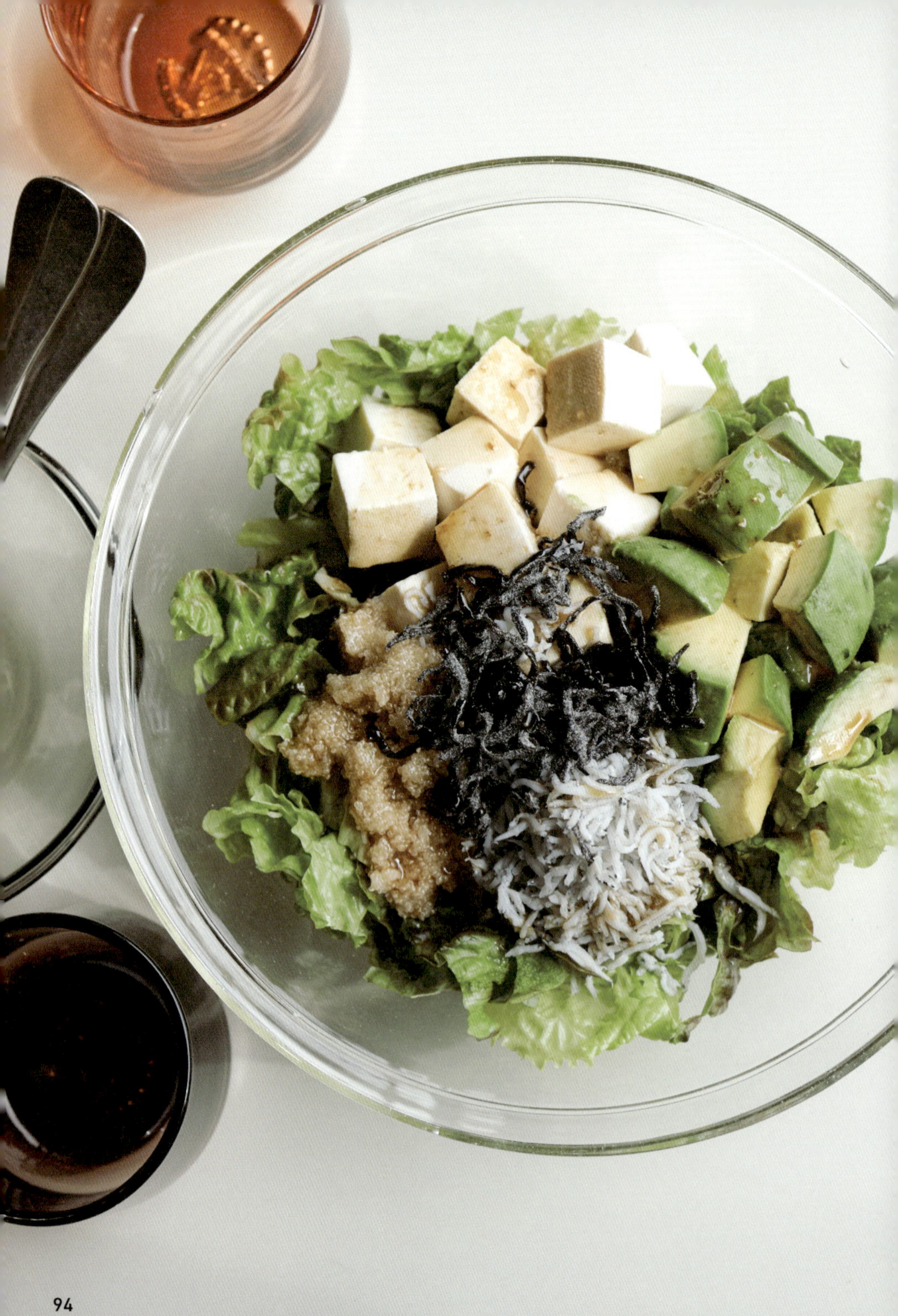

和風グレインズサラダ

アマランサスには血圧を下げる効果が期待できるマグネシウムやカリウムが豊富です。
アボカド、木綿豆腐にもナトリウムを排出してくれる作用があります。
塩こんぶやしらす干しを味つけに活用して、塩分を控えめに。

材料 2人分

サニーレタス……80g
アマランサス……大さじ3
アボカド……小1個
木綿豆腐……小1丁(200g)
しらす干し……大さじ4
塩こんぶ……ふたつまみ

●ドレッシング

ごま油……大さじ1
酢……大さじ1
しょうゆ……大さじ1
こしょう……少々

作り方

❶ アマランサスはさっとすすぎ、熱湯で15分ほどゆでる。目の細かいざるに上げて水気を切りながら粗熱をとる。

❷ サニーレタスは2～3cm四方に、アボカド・豆腐は1.5～2cm角に切る。豆腐はペーパータオルに包んで水気をとる。

❸ 器に❷・❶・しらす・塩こんぶを盛りつけ、混ぜたドレッシングをかける。スプーンで混ぜながら食べる。

＋ 大豆＆わかめを足して効果アップ

ゆで大豆や戻したカットわかめを加えると、血液サラサラ効果が期待できます。

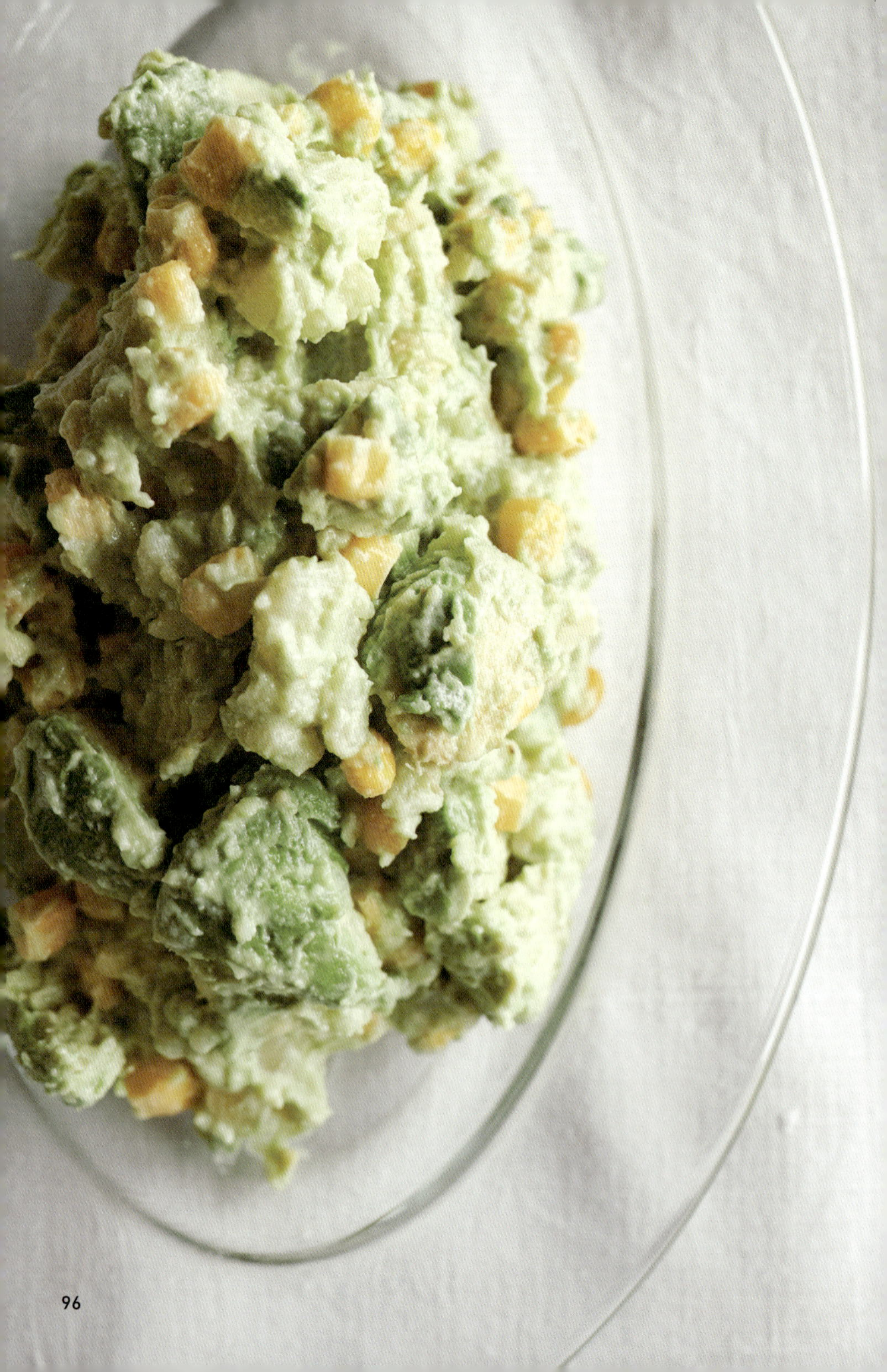

アボカドコーンポテサラ

カリウム豊富なアボカド&じゃがいもは、血圧の上昇を抑制する作用があります。
コーンに含まれるリノール酸とビタミンEは、
悪玉コレステロールを減らし高血圧予防に役立ちます。

材料 2人分

じゃがいも……1個（150g）
アボカド……1個
ホールコーン（缶詰）……大さじ3
マヨネーズ……大さじ3

●ドレッシング
オリーブ油……小さじ1
酢……小さじ1/2
塩……少々
こしょう……少々

作り方

❶ じゃがいもはラップで包み、電子レンジ（600W）で2分、上下を返して1分ほど加熱する。皮をむいてボウルに入れ、粗くつぶす。混ぜたドレッシングを加えて混ぜ、冷ます。

❷ ❶にアボカドを加え、ざっくりとつぶす。コーン・マヨネーズを加えて和える。

＋ アーモンドを足して効果アップ

マグネシウム豊富なアーモンドを細かく刻んでトッピングして、さらに血管を強化。

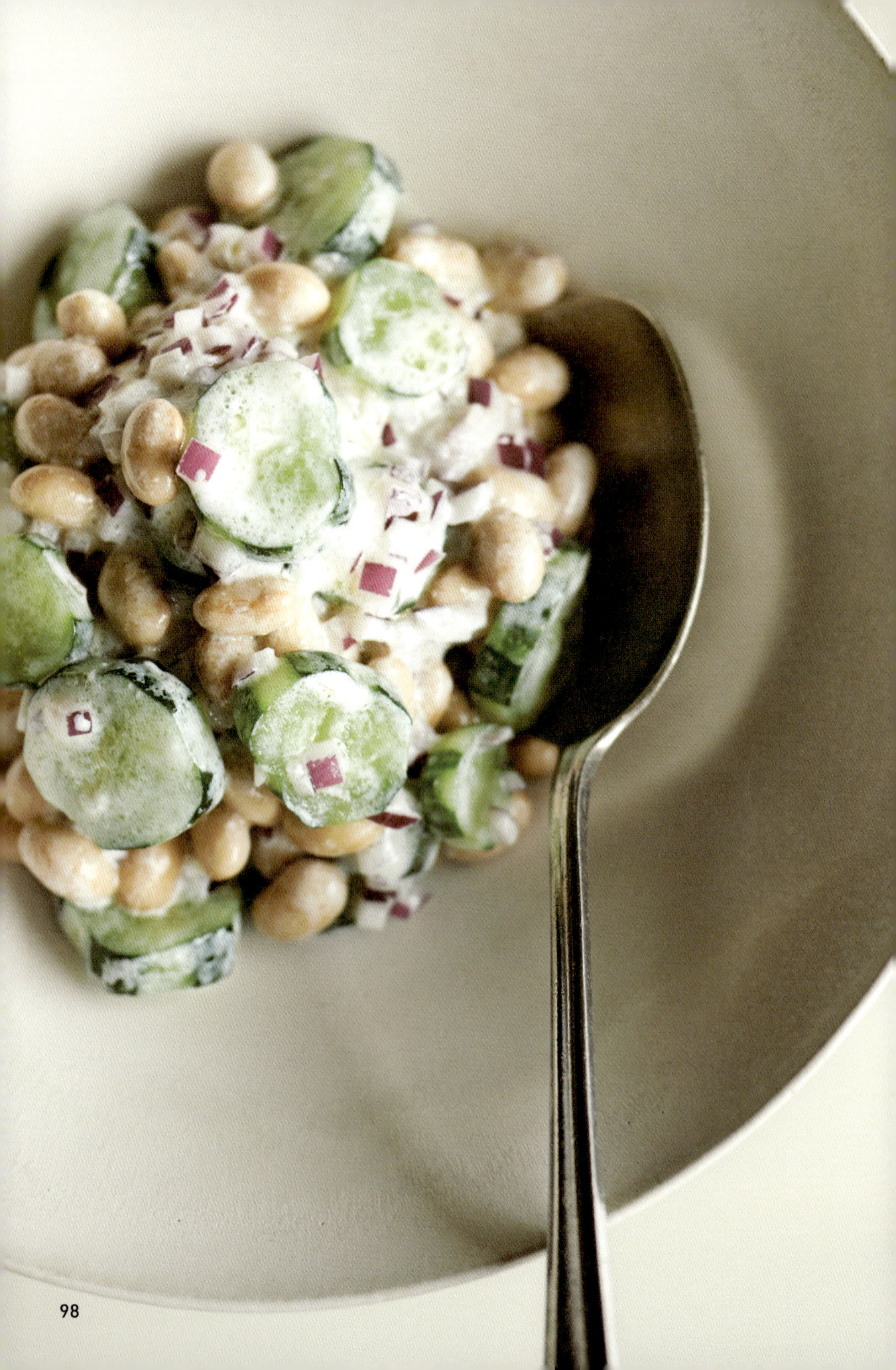

きゅうりと大豆のギリシャ風サラダ

大豆水煮缶で不足しがちなマグネシウムを手軽に補給して、
血管の老化や血栓を予防。ドレッシングには、高血圧予防や心疾患予防に効果的な
ヨーグルト、オリーブ油、にんにくを合わせました。

材料 2人分

大豆水煮（缶詰）……1缶（120g）
きゅうり……1本
紫玉ねぎ……1/4個
塩……ひとつまみ

●ドレッシング

にんにく（すりおろす）……少々
プレーンヨーグルト……大さじ4
オリーブ油……大さじ2
塩……少々

作り方

❶ きゅうりはピーラーで皮を縞目にむいて、7～8㎜幅の小口切りにする。ボウルに入れて塩を振り、ギュッともむ。紫玉ねぎは粗みじん切りにする。

❷ ボウルにドレッシングの材料を混ぜ合わせ、❶・大豆を加えて混ぜる。

とうもろこしを足して効果アップ

ゆでたとうもろこし（コーン缶でも）を加えて、さらに血管をサポート！

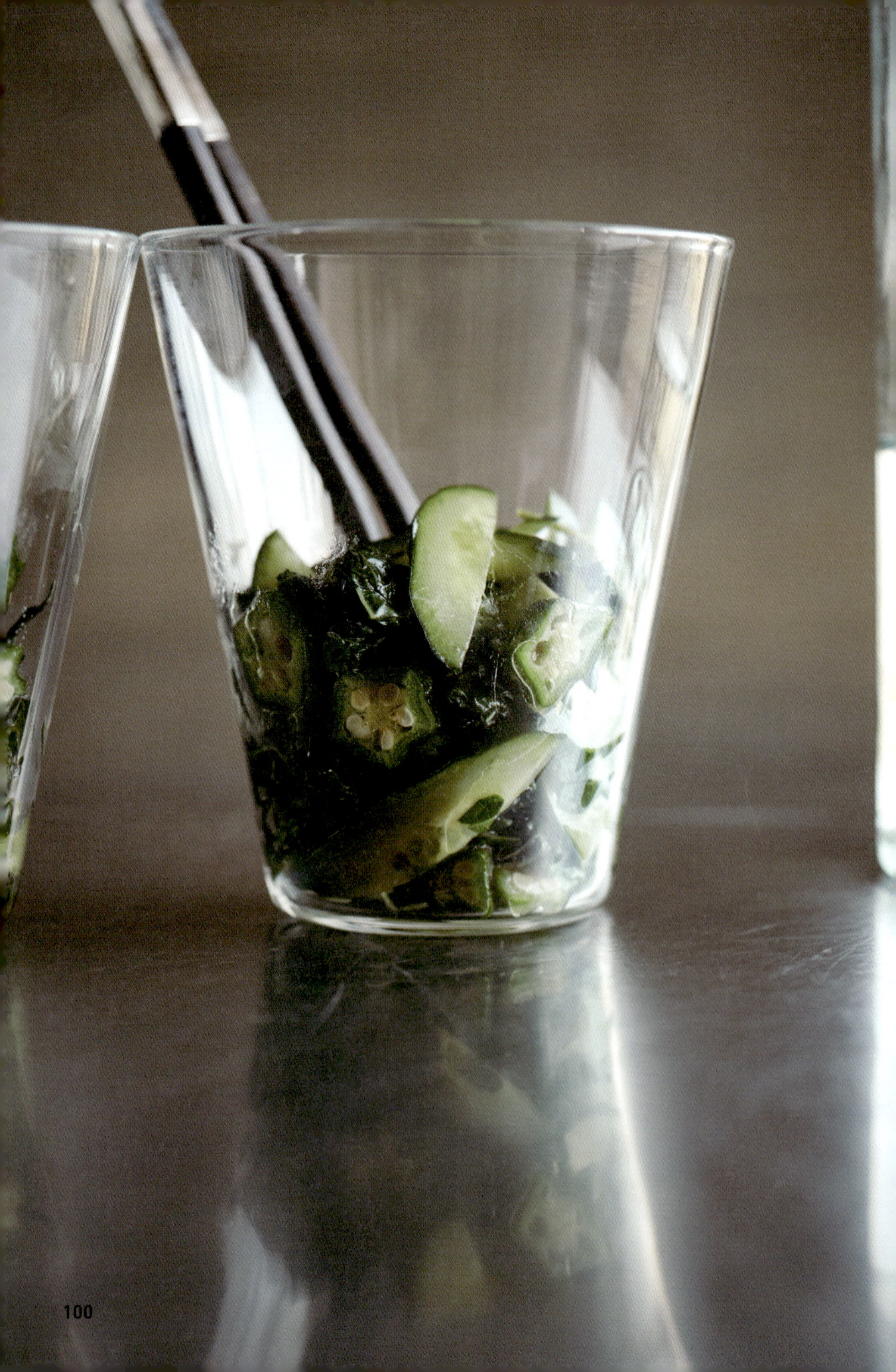

モロヘイヤ・オクラ・きゅうりのネバネバサラダ

カリウム、マグネシウム、カルシウムなどミネラルたっぷりのモロヘイヤ&オクラで、
不要なナトリウムを排出して血圧をコントロール。
きゅうりの利尿作用は、むくみや高血圧予防に効果的です。

材料 2人分

モロヘイヤ	1束(100g)
オクラ	8本
きゅうり	1本
塩	適量

●ドレッシング

しょうが(すりおろす)	1/2片分
ごま油	大さじ1
しょうゆ	小さじ2
酢	小さじ1
砂糖	小さじ1

作り方

❶ モロヘイヤは葉を摘む。オクラはガクをむき、塩(少々)をこすりつけて洗う。きゅうりは縦半分に切って斜め薄切りにする。

❷ たっぷりの熱湯に塩(少々)を加え、モロヘイヤはさっと、オクラは3分ほどゆでる。冷水にとって冷まして水気を切り、モロヘイヤはざく切り、オクラは小口切りにする。

❸ ボウルにドレッシングの材料を混ぜ合わせ、❷・きゅうりを加えて和える。

しらす&あおさを足して効果アップ

マグネシウムたっぷりなしらすとカリウム豊富なあおさを加えて、血管を補強。

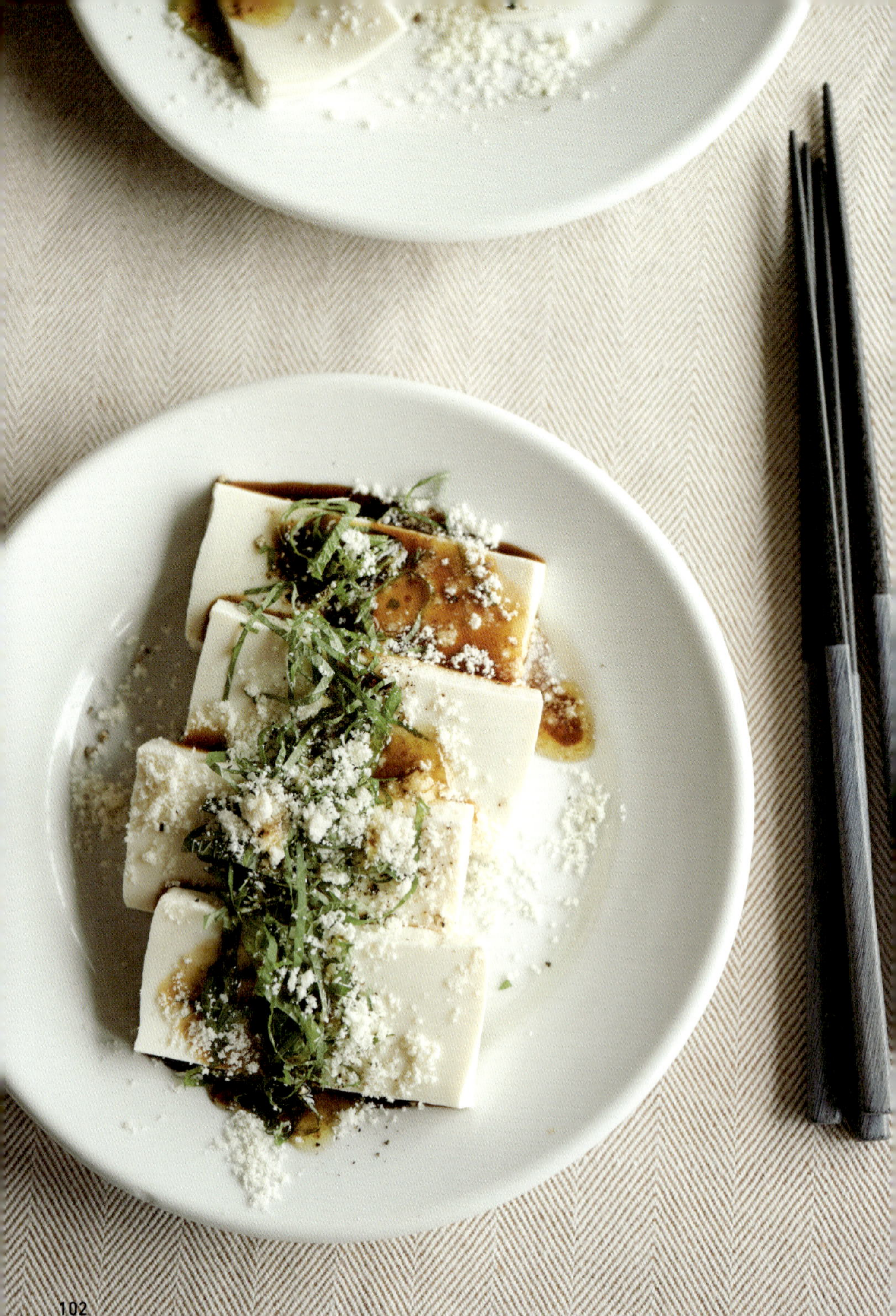

青じそとパルメザンの豆腐サラダ

豆腐には、コレステロールを減らし、血圧を下げる働きをもつリノール酸がたっぷり。
青じそのβカロテンとパルメザンチーズの亜鉛は、
血管の老化を防ぎ動脈硬化などの病気予防に効果的です。

材料 2人分

絹ごし豆腐……小1丁(200g)
青じそ……6枚
粉チーズ……大さじ1
粗びき黒しょう……適量

●ドレッシング

オリーブ油……小さじ2
しょうゆ……小さじ2

作り方

❶ 青じそはせん切りにする。

❷ 豆腐はペーパータオルで水気を拭き、縦に薄切りにして器に広げて盛る。

❸ 青じそ・粉チーズ・粗びき黒こしょうを振り、混ぜたドレッシングをかける。

芽ひじき&青のりを足して効果アップ

戻してさっとゆでた芽ひじきを加えたり、トッピングで青のりを振っても。シンプルで超かんたんなサラダなので、アレンジも自在です。

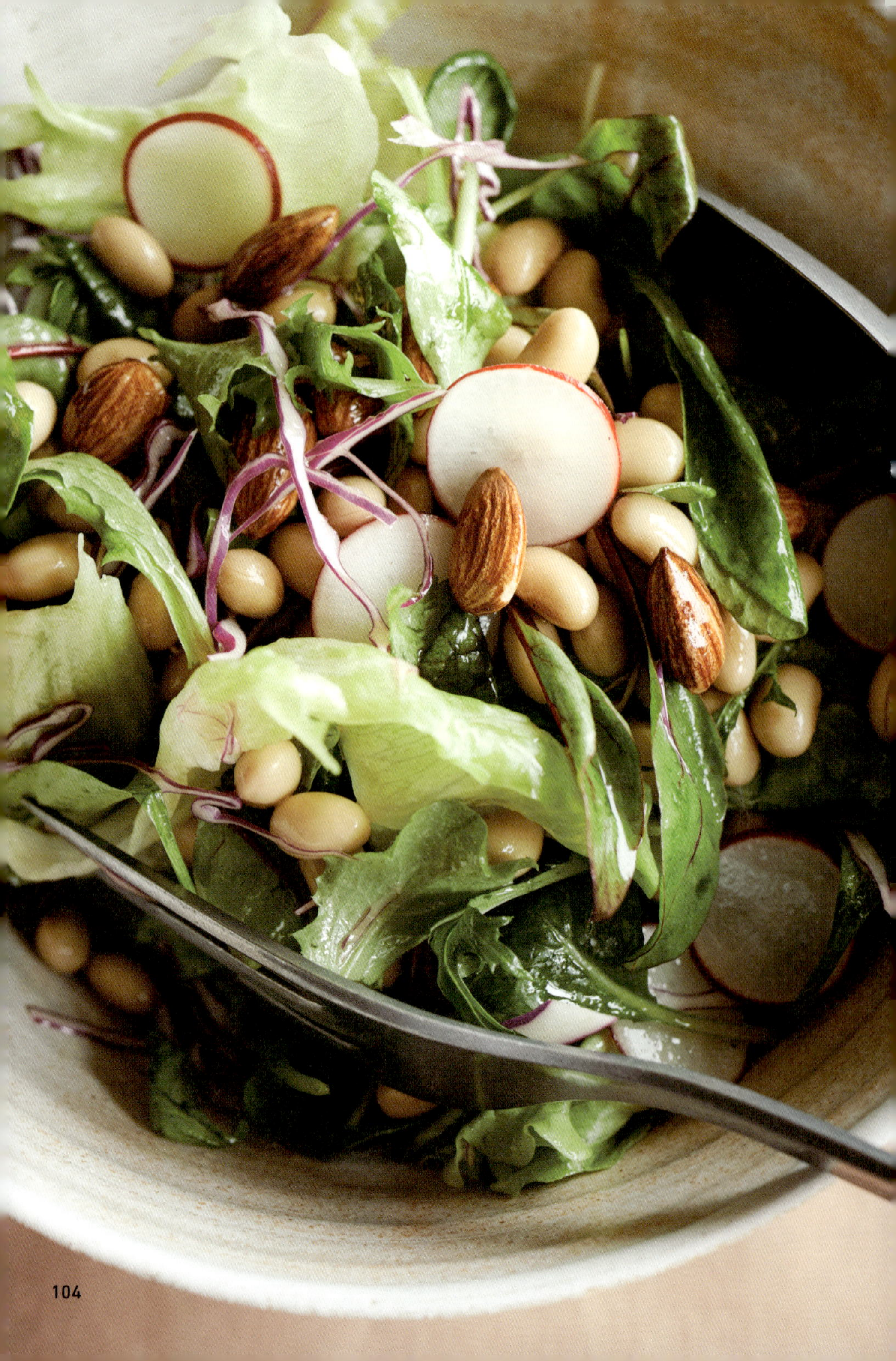

大豆とアーモンドのグリーンサラダ

ナトリウムの排出と血管の老化予防に役立つ緑黄色野菜をふんだんに使用しています。
マグネシウム、オレイン酸たっぷりのアーモンドは、サラダと好相性。
砕かずに歯ごたえを楽しみます。

材料 2～3人分

ベビーリーフ	1パック(40g)
レタス	50g
ラディッシュ	2個
紫キャベツ	1枚
大豆水煮(缶詰)	1缶(120g)
アーモンド	20g

●ドレッシング

オリーブ油	大さじ 1と 1/2
白ワインビネガー	大さじ 1/2
塩	小さじ 1/4
こしょう	少々

作り方

❶ レタスはひと口大にちぎる。ラディッシュは薄切り、紫キャベツはせん切りにする。

❷ ボウルに❶・ベビーリーフ・大豆・アーモンドを入れ、混ぜたドレッシングを加えて和える。

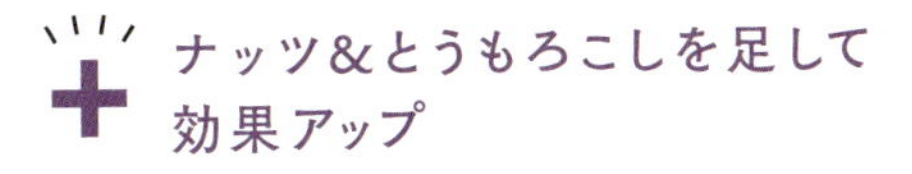

ナッツ&とうもろこしを足して
効果アップ

血管にいいくるみ、ピスタチオなど、それにとうもろこしを加えると、デリ風サラダに。

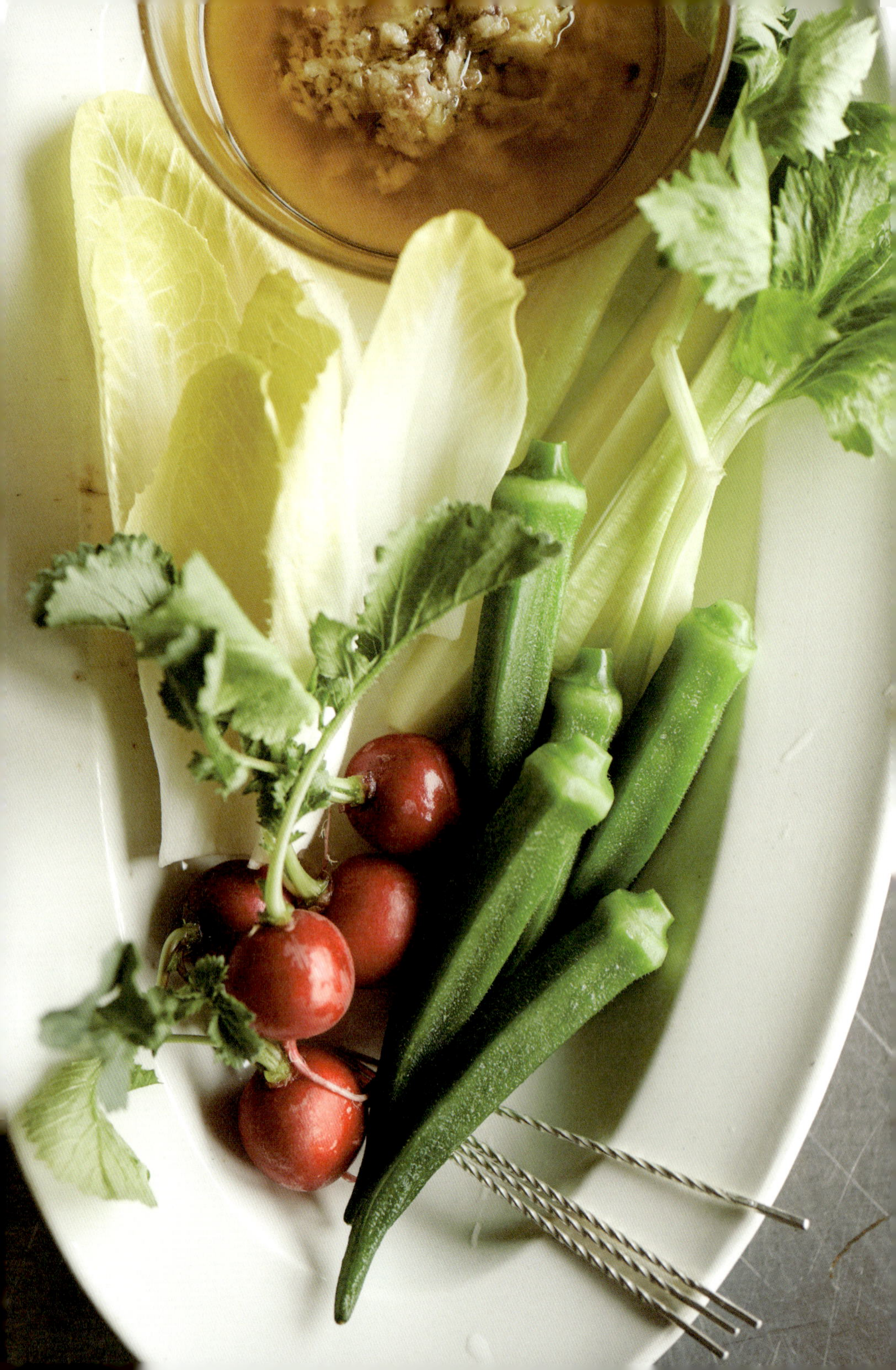

彩りバーニャカウダ

塩分のとり過ぎが気になるときに食べたいナトリウム排出に優れた野菜たちを、降圧作用があるオリーブオイル×にんにくのバーニャカウダソースで丸ごといただきます。

材料 2～3人分

ラディッシュ……4～5個
チコリ……5～6枚
オクラ……4～5本
セロリ……1/2本

● ソース（作りやすい分量）

アンチョビ（みじん切り）……3～4枚（12g）
にんにく……3片
オリーブ油……大さじ6
牛乳……大さじ1/2
塩……小さじ1/4
（アンチョビの塩分が強ければ調整してください）

作り方

❶ にんにくは薄皮をつけたままオーブントースターで10～12分ほど焼き、竹串がスーッと通るようになったら粗熱をとって薄皮をむく。ボウルに入れてつぶし、残りのバーニャカウダソースの材料を混ぜ合わせる。

❷ オクラはガクをむき、塩をこすりつけて洗う。熱湯で3分ほどゆでる。セロリは棒状に切る。

❸ 器に❷・ラディッシュ・チコリを盛りつけ、❶を添える。ソースをつけながら食べる。

【野菜memo】

オクラ

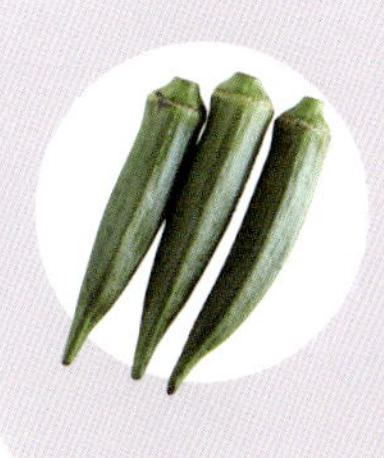

ナトリウム排出作用の強いオクラは、高血圧予防におすすめの野菜です。βカロテンの含有量も緑黄色野菜の中でトップクラス。独特のネバネバ成分は「ガラクタン」「アラバン」「ペクチン」といった食物繊維で、整腸作用があるだけでなく、コレステロールを下げる働きがあり、さまざまな生活習慣病の予防に役立ちます。

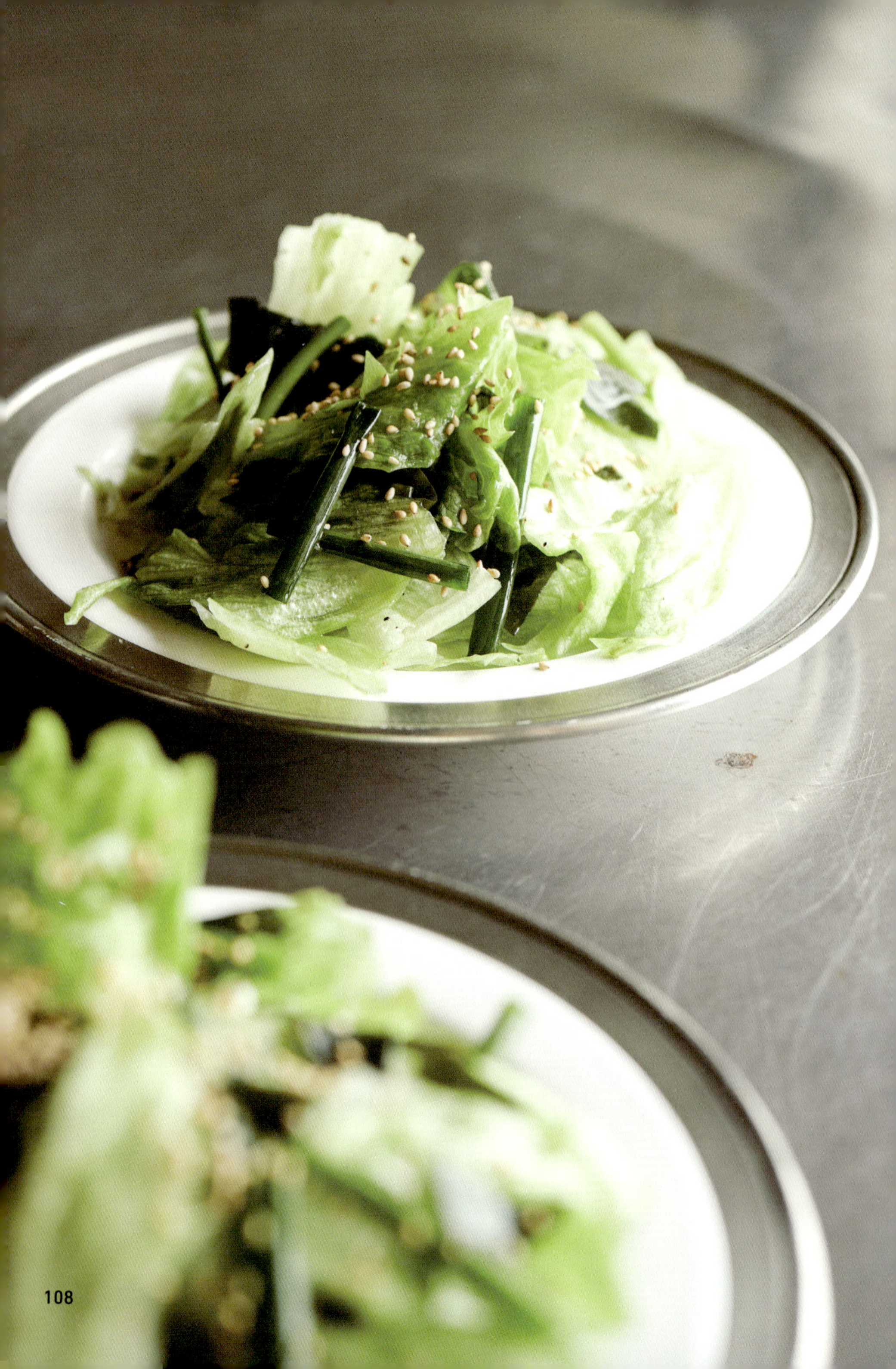

レタスとわかめのナムル風サラダ

レタスとわかめの組み合わせは、シンプルだけれどカリウムたっぷりの最強コンビです。
万能ねぎには、にんにくと同じ降圧作用のあるアリシンが入っています。
ドレッシングには酢やごま油を使って血液サラサラに。

材料 2人分

- レタス……100g
- 万能ねぎ……3本
- カットわかめ（乾燥）……3g
- 白煎りごま……適量

●ドレッシング

- にんにく（すりおろす）……少々
- ごま油……大さじ1と1/2
- 酢……小さじ1/2
- 塩……少々
- 粗びき黒こしょう……少々

作り方

❶ レタスはひと口大にちぎる。万能ねぎは5cm幅に切る。わかめはたっぷりの水に5分ほど浸して戻し、水気をしっかり切る。

❷ ボウルにドレッシングの材料を混ぜ合わせ、❶を加え、軽くしんなりとするまで手でもむようにしながら和える。器に盛りつけ、白ごまを振る。

＋ ほうれん草を足して効果アップ

血圧を下げる効果のあるカリウムたっぷりのほうれん草をゆでて加えても。

サラダ生活を豊かにする

サラダ生活を豊かにする おすすめドレッシング

たとえ野菜ひとつでも、ドレッシングさえあればサラダになります。ここでは定番として活躍する、材料を合わせるだけでできる7つのドレッシングを紹介します。

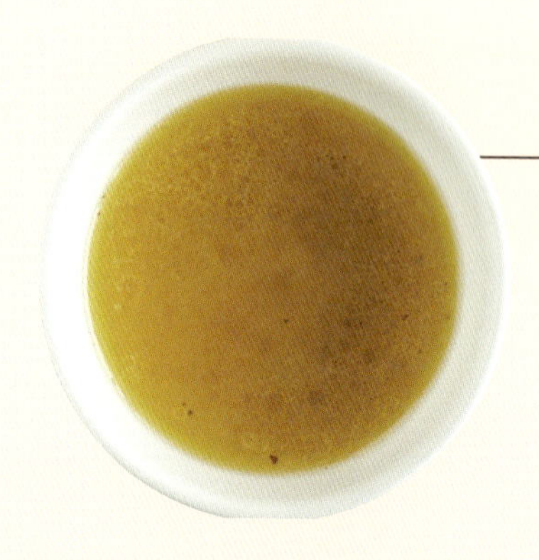

フレンチドレッシング

材料 作りやすい分量

- オリーブ油……大さじ3
- 酢……大さじ1と1/2
- マスタード……小さじ1/2
- 塩……小さじ1/2
- こしょう……少々

和風オニオンドレッシング

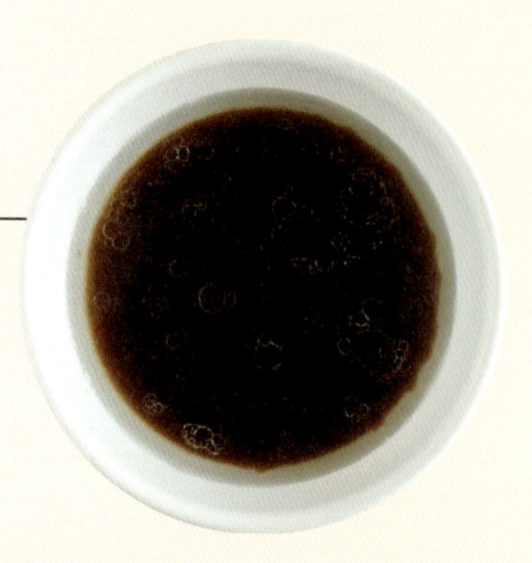

材料 作りやすい分量

- 玉ねぎ(すりおろす)……大さじ1
- えごま油……大さじ3
- しょうゆ……大さじ2
- 酢……大さじ1と1/2

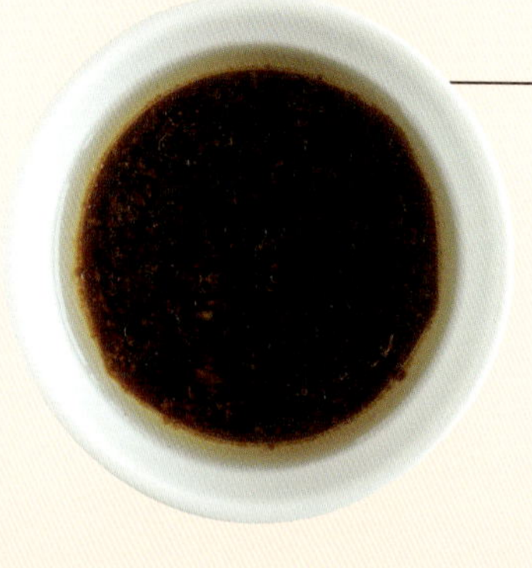

香味中華ドレッシング

材料 作りやすい分量

- にんにく(すりおろす)……1/4片分
- しょうが(すりおろす)……1/2片分
- ごま油……大さじ3
- しょうゆ……大さじ2
- 酢……大さじ1と1/2
- 砂糖……小さじ1

しょうがポン酢ドレッシング

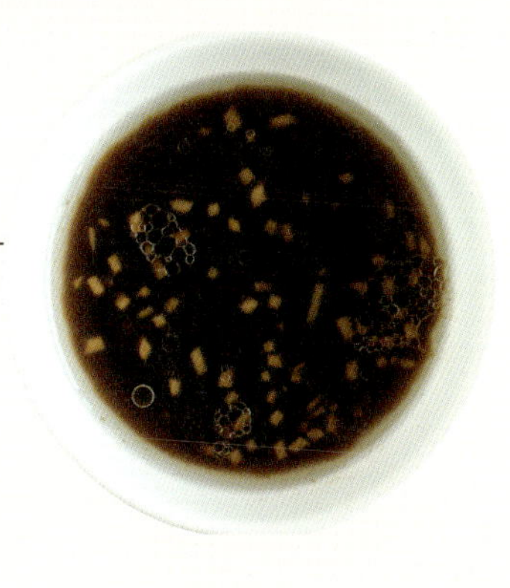

材料 作りやすい分量

しょうが（粗みじん切り）……1片分
えごま油……大さじ3
ポン酢しょうゆ……大さじ3
塩……ひとつまみ

ヨーグルトドレッシング

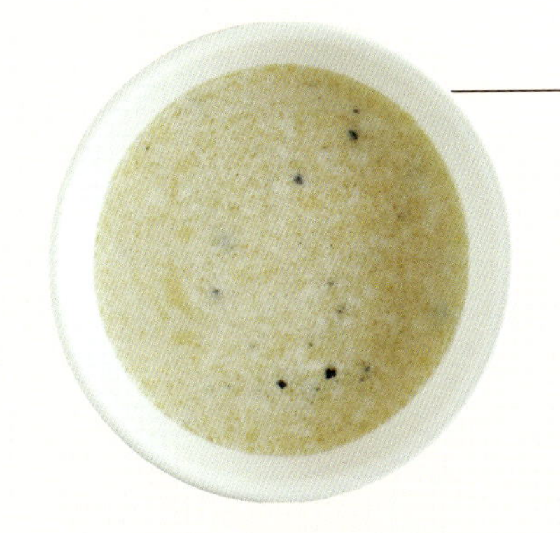

材料 作りやすい分量

プレーンヨーグルト……大さじ4
オリーブ油……大さじ2
塩……小さじ1/2
粗びき黒こしょう……少々

エスニックドレッシング

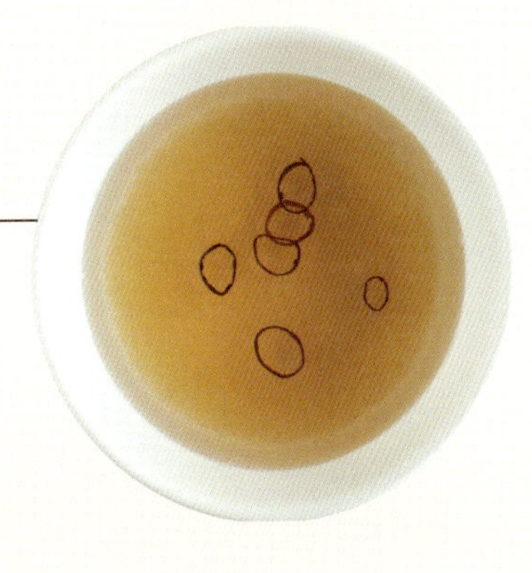

材料 作りやすい分量

赤唐辛子（小口切り）……1本分
えごま油……大さじ3
ナンプラー……大さじ1
レモン汁……大さじ1
砂糖……大さじ1/2

カレーマヨドレッシング

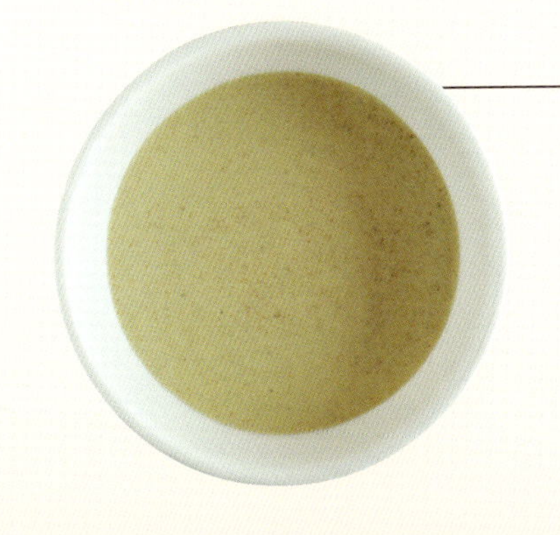

材料 作りやすい分量

マヨネーズ……大さじ4
牛乳……大さじ1
カレー粉……小さじ1
白ワインビネガー……小さじ2
塩……ひとつまみ

著者

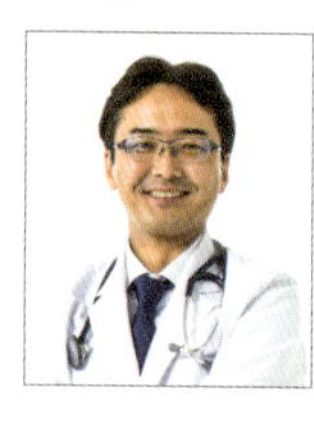

大塚 亮 Ryo Otsuka

おおつか医院院長。医学博士。循環器専門医。日本オリーブオイルソムリエ協会認定ジュニアオリーブオイルソムリエ。1971年生まれ。大阪市立大学医学部卒業。大阪市立大学医学部附属病院循環器内科、ニューヨーク州 Columbia Presbyterian Medical Center、西宮渡辺心臓血管センター勤務を経て、大塚医院に勤務、2014年同医院の院長となる。日本内科学会・日本循環器学会・日本心臓病学会・日本抗加齢医学会に所属。

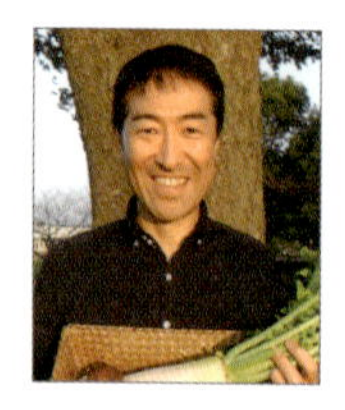

髙上 実 Minoru Takajo

髙上青果有限会社代表取締役。1969年生まれ。産地直送の野菜や果物の卸事業を中心に、生産農家のバックアップや自然に近い栽培法の農産物の開発、純度にこだわった青果加工品の商品開発などに取り組んでいる。また、小・中・大学等の教育機関や各種企業・行政機関などで、青果物への正しい知識を広めるための授業を開催。「野菜と果物を処方する青果屋さん＝ドクター・ベジフル」の異名を持つ。著書に『ママ、なぜ野菜を食べなきゃいけないの？』（三空出版）。

お医者さんと野菜屋さんが推奨したい

一生健康サラダ

2019年 5 月10日発行
2023年 3 月17日第 5 刷発行

著　者　大塚 亮、髙上 実
発行者　川口秀樹
発行所　株式会社三空出版（みくしゅっぱん）
〒101-0061
東京都千代田区神田三崎町 3 丁目 5-9
天翔水道橋ビル　411号室
TEL：03-5211-4466
FAX：03-5211-8483
http://mikupub.com
印刷・製本　シナノ書籍印刷株式会社

Printed in Japan　ISBN 978-4-944063-68-0

レシピ・料理制作／市瀬悦子
撮影／邑口京一郎
スタイリング／駒井京子
デザイン／齋藤彩子
文／加茂直美
校正／DarkDesign Institute
編集／入江弘子
撮影協力／
UTUWA（TEL：03-6447-0070）
AWABEES（TEL：03-5786-1600）